PREPARACIÓN FÍSICA: SEGUNDO NIVEL

www.edicionesmasters.com
edicionesmasters@gmail.com

Autor: Adolfo Pérez Agustí

Diplomado como Maestro en Cultura Física (1982)
Cinturón Negro de Kung-fu (Consejo Superior de Deportes),
Ninjutsu (Confederación Euroamericana CEKAMA)
y Kenpo-Karate
Diplomado en Nutrición Ortomolecular
Diplomado en Naturopatía y Herbodietética
Ha cursado estudios de Genética y Biología en la Universidad
Complutense de Madrid

No es fácil, ni algo que se pueda conseguir en pocos meses, lograr una buena eficacia en el deporte ni mucho menos conseguir destacar sobre el resto de los deportistas. Para lograr un buen rendimiento deportivo, incluso en aquellos deportes individuales en los cuales no existe competencia con otros compañeros (alpinismo, submarinismo o espeleología), no basta con el entrenamiento continuado ni con una buena condición física; se necesita una metodología en el entrenamiento y unos conocimientos técnicos y de preparación física muy altos.

Un deportista de alguna modalidad competitiva en la cual la mecánica del juego consista en ganar al contrario, normalmente se pone en manos de un entrenador el cual hace las veces de instructor técnico y preparador físico, craso error que conlleva el que sus pupilos no desarrollen todo el potencial que necesitan, tanto en el plano de destreza deportiva como en el del rendimiento físico.
Y es que ambos conocimientos exigen algo más que experiencia en un preparador.
Pero la situación que más abunda es la de aquel deportista veterano, famoso quizá en sus buenos tiempos, que no deseando verse apartado del deporte que aún ama, propone -o le proponen- que se convierta en el entrenador del equipo, con la convicción de que si él había conseguido ser muy eficaz en ese deporte, lógicamente transmitiría con facilidad sus secretos a los nuevos compañeros.

El primer problema que surge de este razonamiento es que lo que a ese buen deportista le ha dado resultado quizá no le sirva a nadie más. La explicación a esta conclusión es muy sencilla: la habilidad técnica de un deportista, ya sea boxeador o futbolista, viene dada por un conjunto de cualidades que están íntimamente unidas pero que son tan personales como las huellas dactilares. Las tiene, o las ha tenido, ese deportista porque la naturaleza le ha dotado con esa fortuna, pero que no se pueden contagiar a otro deportista como si de la viruela se tratase.

Todavía no hay nadie que se ponga de acuerdo en si el deportista nace o se hace, y tenemos ejemplos en las dos direcciones que nos dejan ciertamente más confusos aún. Por eso lo más razonable es pensar que se necesitan ambas condiciones: nacer con una predisposición y habilidades genéticas muy determinadas, y someterse a un entrenamiento adecuado para poder aprovechar todo el potencial que ya existe. Una virtud junto a la otra, da como resultado un deportista de élite, aunque no debe ser muy fácil por el poco porcentaje de deportistas que sobresalen en el mundo profesional, al menos si los comparamos con los millones de practicantes

que hay por el mundo.

Por eso yo recomendaría a cualquier deportista que esté interesado en lograr cotas muy altas de eficacia deportiva que no ponga toda su confianza en su entrenador y que investigue y estudie por su cuenta, además de someterse también de manera individual a su propio entrenamiento, aquél que se hace pensando en sus propias necesidades y que se amolda día a día a sus características físicas. Pero para ello es imprescindible que estudie mucho, no solamente que entrene, y que sepa con la misma precisión que sabe sumar, lo que su cuerpo necesita y lo que le sobra, cuándo entrenar y cuándo descansar.

Aunque no le pedimos que se convierta en un feroz crítico de su entrenador, al menos desearíamos que nunca le diese un cheque en blanco y que tuviera los necesarios conocimientos de preparación física como para poderse evaluar cada día, en cada momento. Hay que tener muy presente que un entrenador de un grupo colectivo de deportistas no puede estar pendiente cada minuto del estado físico de sus alumnos y por ello busca un modo de entrenamiento colectivo, nunca individual como sería lo más óptimo.

Sirva, pues, la lectura de este libro para aquellos deportistas que quieran mejorar el rendimiento en su deporte preferido, del mismo modo que puede ser muy útil para aquellos monitores deportivos que necesiten una puesta al día en cualquier cuestión relacionada con la preparación física, bien sea por que hace años que dejaron ya sus estudios o porque dedicaron tantos años a ser los mejores deportistas que se olvidaron de su cuerpo y de seguir estudiando.

LECCIÓN 1

ESTÍRATE SIN DOLOR

Las personas que un día deciden acudir a un gimnasio, cuando son preguntadas qué es lo que pretenden seguramente responderán que desean mejorar en fuerza, equilibrio, coordinación, flexibilidad, y en general todo su porte físico.

¿Y cómo se obtienen esos atributos? Unos dirán que con la práctica y más práctica, mientras que otros insisten en la necesidad de un buen instructor. No obstante, la práctica y un buen instructor no lo es todo ya que, para poder obtener todos los beneficios de la instrucción, los músculos y ligamentos deben estar bien estirados.

Los ejercicios correctos de estiramiento van más allá de la simple elongación y precalentamiento de los músculos. Las buenas sesiones de estiramiento ciertamente aumentan el potencial de energía de la persona fortaleciendo la postura corporal y abriendo articulaciones contraídas.

Para corregir problemas de postura primero se comienza el trabajo en la parte inferior de la espalda. Una clave para el éxito en todo el trabajo de estiramiento es mantener la zona inferior de la espalda absolutamente derecha. Si se sigue esta regla, la postura del estudiante mejorará, permitiéndole un mejor equilibrio y coordinación de sus movimientos.

Una región lumbar derecha ayudará además a mantener los hombros relajados y a que la respiración sea más natural, descendiendo hacia el abdomen inferior, donde puede producirse auténtica fuerza.

En lo que se refiere al estiramiento en sí, mantener la región lumbar derecha permitirá siempre un estiramiento completo del cuerpo, ayudando a fortalecer los músculos además de aumentar su elasticidad.

Por ejemplo, al tocar la espinilla con la cabeza, si la espalda se mantiene recta, todo el torso hará contacto con el muslo, rodilla y espinilla, según se lleva a cabo el estiramiento. De esta forma se estará estirando y acondicionando todo el cuerpo en lugar de las caderas y hombros solamente.

Es muy útil realizar un pre-estiramiento antes de comenzar el estiramiento en serio, ya que la mayoría de la gente se relaja demasiado sin saber concentrarse en los músculos que desean estirar.

El pre-estiramiento los calienta lo suficiente para aislar la sensación en los músculos en que necesitan trabajar. El pre-estiramiento es un estiramiento muy suave en el que la persona podría por ejemplo desde el suelo, estirar lentamente una pierna cada vez, inhalando y exhalando en forma relajada y tranquila.

El pre-estiramiento generalmente se lleva a cabo en tres fases:

1. Por ejemplo, si la persona está sentada en el suelo con la pierna izquierda extendida y la pierna derecha doblada hacia el interior, exhalará durante tres segundos y doblará el torso hacia la rodilla.
2. Ahora hará una pausa y repetirá la exhalación de tres segundos mientras baja un poco más.
3. Tras un período más de exhalar y doblarse más hacia abajo, el practicante se detiene y cambia hacia el otro lado.

Los primeros cuatro o cinco ejercicios se harán de esta manera. No se producirán elongaciones espectaculares o rápidas con el pre-estiramiento. A los músculos se les da siempre una oportunidad para calentarse. Los períodos de respiración de tres segundos también ayudan a relajarse a la persona y hacer más fácil el estiramiento.

Igual que se toma el tiempo en cada estiramiento individual también hay que hacer lo propio al volver a colocar el miembro estirado en su posición original. No debe haber movimientos rápidos o tirones ni al estirar ni al recoger, lo esencial en los ejercicios de estiramiento es lentitud y relajación.

El estiramiento ha sido siempre esencial y no hemos de olvidar el estiramiento para la potencia y la buena forma. Los principales competidores mundiales, en los últimos años, no sólo conocen el valor general del estiramiento, sino que lo han utilizado en su ventaja durante su carrera.

El estiramiento para prevenir los tirones musculares frecuentes con las bajas temperaturas marca el inicio y casi fanático interés en el tono muscular general. Ahora atribuyen a los ejercicios apropiados de estiramiento el éxito a largo plazo de todos los deportistas, ya compitan en torneos o no.

Gran parte de las lesiones producidas en la práctica de los deportes ocurren porque la gente comienza con ejercicios violentos antes de que sus músculos estén calientes y elásticos por el estiramiento. Uno de los problemas en los sistemas tradicionales de entrenamiento es que se pone muy poco énfasis en el estiramiento y el precalentamiento. En ocasiones se hace un calentamiento insuficiente, dedicando a este tema no más de 5 ó 10 minutos, y esto tiene como consecuencia que se haga poco y demasiado rápido.

También se considera problemática la idea que tienen muchas personas de que sólo necesitan estirar unos cuantos músculos en particular antes de una sesión de entrenamiento. Un ejemplo puede ser aquella persona que en cuyo tipo de deporte escogido sólo trabajará las piernas, y por este motivo piensa que sólo ha de estirar los músculos de ellas. Pero lo que necesita estirar es el cuerpo entero ya que los músculos de la espalda están trabajando a la vez.

También se insiste en la importancia de concentrarse en los músculos que se están estirando. Cuando las personas empiezan a estirar, la mayoría está pensando en cualquier cosa en vez de prestar atención a su cuerpo. Si no te encuentras con la actitud mental correcta, es fácil que se produzca un tirón durante el propio estiramiento.

La duración del pre-estiramiento variará de un día a otro, dependiendo de factores tales como qué es lo que la persona ha comido, el tiempo que está haciendo, e incluso el momento del día en que se lleve a cabo el estiramiento.

Algunos días bastará con 10 ó 15 minutos, mientras que en otros serán necesarios 30 minutos de pre-estiramiento. Lo importante es no forzar los músculos por calentar demasiado rápido.

Cuando se comienza un estiramiento en serio, se empieza repitiendo los ejercicios de pre-estiramiento, pero con mayor rapidez. Todavía concentrándose en las mismas zonas que antes, estira todo el cuerpo, desde el cuello hasta los dedos de los pies. Comienza por la parte superior del cuerpo porque así le das a las piernas y a las caderas, lo que más interesa, la oportunidad de soltarse un poco antes de empezar a estirar los músculos de las piernas. Cuando llegues a las piernas y cadera emplea más tiempo en estas partes del cuerpo, pues así conseguirás más agilidad en estos músculos y tendrás mayor movilidad en los ejercicios.

Según vas estirando todo el cuerpo, no olvides tus codos y muñecas. Estas articulaciones deben estar calientes y flexibles para realizar los ejercicios y así evitar lesiones.

Hay que estirar siempre la parte inferior de la espalda porque es el centro de conexión de la fuerza en su cuerpo. Después siguen los músculos de la rodilla, seguidamente la pantorrilla y tendones del tobillo. Una vez las piernas se han estirado concienzudamente, vuelve a las caderas.

Las caderas se estiran las últimas ya que son articulaciones sólidas muy grandes y cubiertas por gruesas capas de músculo y a menudo se consideran las articulaciones y tendones más difíciles de estirar.

Los ejercicios de flexibilidad para la cadera y ejercicios en cuclillas, hechos al comienzo de la sesión de estiramiento, no son buenos y pueden provocar tirones musculares y lesiones articulares. Las articulaciones de la cadera sirven como conectivo entre el tronco y las piernas. La diferencia que existe entre unas y otras personas, hace que aún siendo muy flexible no se tenga potencia en las piernas debido a que su cadera está tensa.

No imites a quién corre un poco antes de estirar, pues en lugar de soltar las piernas, el correr contrae y tensa los músculos, y perturba el ritmo respiratorio natural y calmado necesario para un correcto estiramiento.

Cuando estés estirando, es mejor no sentir el efecto en los músculos. No quieras sentir ningún dolor que moleste y queme y permanezca después del estiramiento. No creas la vieja teoría de que sin dolor no existe el progreso.

Sigue la línea de pensamiento de que la consistencia es mejor que forzar a los músculos a estirarse. Según dicha línea, trabaja con intensidad un grupo de músculos un día y otro grupo al día siguiente, para dejar que el primero se recupere y recobre su elasticidad. También intenta hacer lo que se llama un "estiramiento a fondo" un día y un estiramiento leve o descanso al día siguiente.

Dos zonas del cuerpo que se consideran importantes sobre todo en deportes de velocidad son las caderas y las rodillas. Ambas son esenciales para la flexibilidad y la potencia.

El área que hay que estirar en las caderas es el interior de la zona superior del muslo, en donde el músculo de la ingle se une a la articulación de la cadera.

Hay dos cosas importantes para un buen estiramiento de la cadera:

1.   Primero, la parte inferior de la espalda debe mantenerse completamente derecha o el músculo conectivo no recibirá el estiramiento completo.

2.   Segundo, las rodillas deben mantenerse en una línea recta.

Los estiramientos de cadera en los que una persona ayuda a otra obligándole un poco más no son buenos, pues el uso excesivo o el estiramiento demasiado intenso pronto causarán dolor en la cadera, otra razón por la que debes prestar atención a tu cuerpo mientras estiras.

Las caderas doloridas requieren un descanso hasta que el dolor desaparezca, sólo entonces se continuará con una recuperación gradual hasta la plena flexibilidad.

Las rodillas son otra zona de interés por la complicidad de esta articulación, especialmente para aquellos practicantes que dan patadas o realizan posiciones amplias y bajas. Demasiada gente estira con las rodillas torcidas, forzando a la rodilla y al pie a una disposición que no forma una línea recta. Esto provocará una tensión en los débiles ligamentos laterales de la rodilla, lo que constituye el origen de la mayoría de los problemas de esta articulación.

Como éstas son, estructuralmente, las articulaciones más débiles del cuerpo, se debe tener especial cuidado para no someterlas a una tensión excesiva.

Hay varias consideraciones importantes a recordar sobre el estiramiento. Primero, todo el mundo puede beneficiarse de una práctica correcta del estiramiento, incluyendo a estudiantes que comienzan en el gimnasio después de los cuarenta años. Aunque cada cual es diferente, lo esencial para las personas de más edad es que estiren despacio y se tomen todo el tiempo necesario para conseguir sus metas. Aunque puede que sea necesario hasta cinco años más para una persona de 40, que para un joven de 16 conseguir los mismos resultados
Los estudiantes de mayor edad no deben caer en el juego de las comparaciones. Ellos deben estirar de acuerdo a su propia constitución y su grado de evolución. La edad, lesiones previas, la cantidad de tiempo dedicado a la práctica, el tipo de trabajo, responsabilidades familiares, y antecedentes deportivos hacen que compararse físicamente con un adolescente sea algo irreal para ellos.

El segundo hecho es que el estiramiento es bueno para la salud en general. Si el estiramiento se realiza correctamente, con la zona lumbar recta, condicionará y dará tono a los órganos internos al aumentar el flujo de sangre hacia éstos. Además, el estiramiento puede corregir problemas en las posturas, lo cual lleva a mejorar la alineación de los órganos internos.
El tai chi (estilo de gimnasia china), por ejemplo, incorpora movimientos de estiramientos lentos y rítmicos con formas de respiración relajada y natural a un ritmo menor que el estiramiento a fondo requerido por otros deportes más duros.
El apropiado estiramiento enseñará al estudiante a respirar de una manera natural, relajada y coordinada, que permite a la sangre llevar más oxígeno a los tejidos del cuerpo. La mayor cantidad de oxígeno le da a los tejidos incluyendo piel y órganos internos, más elasticidad.

Una buena razón para practicar un deporte es el aprender más sobre uno mismo, mental y físicamente.

Para que los practicantes se encuentren a sí mismos y conozcan su cuerpo, deben conocer sus propios límites y capacidades. El deporte ha de ser una actividad para toda la vida. El estiramiento correcto dentro de los límites del cuerpo también debe ser una práctica para toda la vida que debería convertirse en un hábito.

QUÉ HACER ANTE LA FALTA DE ELASTICIDAD

El mayor inconveniente que he encontrado en la mayoría de los gimnasios, a la hora de mandar realizar los ejercicios de elasticidad, es que estaban pensados para ser ejecutados por alumnos que, por naturaleza, ya eran bastante elásticos.

Cualquiera que se haya fijado en aquellos otros alumnos que, bien sea por edad o por problemas físicos, no pueden estirar apenas sus ligamentos, se habrá percatado enseguida del sentimiento de inferioridad que les invade, eso sin contar los dolores que sienten al menor intento de estiramiento.

Yo, que por desgracia o por fortuna, no soy una persona elástica, he tenido que soportar las broncas de instructores, los cuales pensaban de mí que no me esforzaba lo suficiente y que por eso no progresaba.

Claro que si se hubieran molestado un poco solamente en repasar un atlas de anatomía se habrían dado cuenta del por qué unas personas son elásticas y otras no lo serán nunca, aunque las estiren en potros de tortura medievales.

Este problema personal me ha hecho interesarme mucho más por el factor elasticidad - flexibilidad, de lo que hubiera podido interesarse otra persona que no lo padeciera.

A través de mis observaciones personales, mis experiencias, tanto como alumno y posteriormente como instructor, además de mis estudios, he podido sacar las siguientes conclusiones:

1. Los ejercicios que se están haciendo actualmente son producto de la tradición, la rutina y deberían sufrir un profundo análisis crítico.

2. Con el tiempo, estos estiramientos forzados y hasta brutales, dañan seriamente el sistema articular.
Fíjense sino en el crujir de rodillas cuando la gente hace flexiones de pierna; el desgaste del cartílago es bien notorio.

3. Forzando así, la elasticidad en frío es muy pequeña y desaparece con la inactividad.

4. Hay una gran pérdida de potencia muscular a causa del debilitamiento fibroso que provocan los estiramientos.

5. Las personas mayores no logran apenas beneficios y se les agudizan los problemas articulares propios de la edad.

Por todo ello con los ejercicios que a continuación les muestro, intentaré darles algunas pautas de cómo realizar correctamente la elasticidad - flexibilidad, de tal manera que, además de poder ser realizados por cualquier tipo de personas, no sufran desgaste de articulaciones ni debilitamiento de tendones o músculos.
Hay que tener presente, en primer lugar, que una respiración correcta es la base para lograr progresos y no sentir dolor. Tenemos que inspirar antes del movimiento y espirar al hacer el estiramiento. Es importante recordar que hemos de luchar contrarreloj, ya que parte del secreto está en la duración de los ejercicios, y no pensemos que sintiendo dolor lograremos más beneficios; al contrario, es posible que retrocedamos en nuestros progresos.

Ejercicio 1

Para estirar la columna y los ligamentos posteriores de la rodilla. Partiendo de una posición de cuclillas, con los dedos apoyados en el suelo, inspirar fuertemente.

Después y al mismo tiempo que espiramos, nos incorporamos sin soltar los dedos del suelo. Este ejercicio hay que hacerlo 10 veces, teniendo en cuenta los siguientes detalles.

a) Mantener la cabeza levantada.
b) No despegar los dedos del suelo, aunque no se puedan estirar las piernas del todo.
c) La respiración - espiración, debe ser profunda.

Ejercicio 2

Para estirar abductores, columna y ligamentos posteriores de la rodilla.

Sentados en el suelo, poner las piernas en V lo más abiertas posible. Después, doblar una de ellas hasta colocar la planta del pie en el muslo de la otra, según se muestra.

El movimiento de flexión, que se puede realizar con la ayuda de un compañero, debe hacerse hacia la pierna estirada y espirando al mismo tiempo.

Ejercicio 3

Para estirar los músculos abductores.

La posición clásica en forma de V con las piernas estiradas para, a continuación, ser forzadas mediante presión de un compañero en los tobillos, es altamente perjudicial, sobre todo para las articulaciones de tobillo y rodilla.

La solución más correcta es la que se muestra en el dibujo, esto es, con las piernas en V dobladas por la rodilla (para que éstas no sufran) y el compañero empujando en los muslos.

Ejercicio 4

Estiramiento sencillo y que permite forzar bastante los abductores de una de las piernas. Hay que procurar mantener la espalda recta y apoyarse sobre la base de los dedos del pie atrasado.

Ejercicio 5
Para la articulación coxo-femoral.
Esta articulación es la responsable de que podamos ejecutar patadas circulares. Es mucho más importante esta articulación que el estiramiento de los abductores.
El ejercicio más idóneo y que, por otra parte, no ofrece peligro alguno, es el que se muestra: hay que ponerse de rodillas, lo más abiertas posibles que se puedan, ir bajando poco a poco la pelvis (pero no la cabeza), hasta llegar al suelo. Una vez abajo, permanecer algunos minutos así hasta que el dolor aumente.

Ejercicio 6
Esta posición es mejor mantenerla presionando con los codos en las rodillas que dando rebotes continuados. La espalda debe estar ligeramente inclinada hacia delante.

Ejercicio 7
Esta postura es imprescindible adoptarla durante algunos segundos, después de que hayamos realizado una serie de abdominales.
Tiene como finalidad estirar los músculos abdominales, pero también aumenta la caja torácica y la flexibilidad de la columna.

PREGUNTAS SOBRE ELASTICIDAD

Dado que el tema preocupa a todos los practicantes, sea cual sea el deporte que hayamos elegido, hemos preguntado sobre el tema a algunos instructores para así aclarar las dudas que sobre elasticidad nos puedan surgir.
Los instructores, de distintos deportes, todos manifestaron tanto su opinión sobre lo que fue beneficioso para ellos, como las técnicas que aplican en sus clases:

¿Cuáles son los problemas más frecuentes con los que tropezáis con vuestros alumnos, a la hora de hacer abertura?

- Principalmente el dolor. Pero evitando las brusquedades y calentando bien no aparecen problemas.
- Yo también me encuentro con el problema a causa del dolor, pero es que la elasticidad, al menos al principio, es muy dolorosa.
- El alumno se niega en un principio a realizar ejercicios que le produzcan dolor.

Creo que realmente no hay que sentir dolor al abrir. Esto es negativo porque al día siguiente el alumno tendrá un recuerdo amargo y no colaborará con nosotros. Se puede sentir molestias pero nunca dolor.

¿Hacéis trabajar a todos los alumnos (niños, mujeres, adultos) igual?

- En general sí, salvo a los niños que se les exige menos.
- Yo opino lo contrario. Los niños pueden trabajar con mayor intensidad, pero con juegos, así colaboran mucho más. En cambio los adultos hacen una gimnasia de elasticidad de mantenimiento sin forzar, pero a la larga mejoran la que tenían al principio.
- Otros opinan que la clase ha de ser igual para todos adultos y niños.

¿Aparecen lesiones por causa del entrenamiento?

- Aparecen cuando el alumno calienta poco y hace ejercicios muy bruscos.
- Suelen aparecer también cuando no hay progresión en los ejercicios.

- A veces las lesiones aparecen porque el alumno no sigue las indicaciones del instructor, y después de realizar elasticidad, hace algún ejercicio brusco.
- También es malo abrir las piernas a tirones, porque así hay destrucción de ligamentos a corto o largo plazo.
- La elasticidad se debe hacer al final de la clase cuando ya no se vayan a realizar ejercicios, porque el músculo al estar estirado se vuelve frágil y no hay que hacerle realizar ejercicios bruscos. Es como si estirásemos un chicle y después quisiéramos atar algo con él. Lo más seguro es que se rompería.

Ventajas e inconvenientes del trabajo en frío.

- Ventaja ninguna.
- Es peligrosísimo.
- En contrapartida a estas respuestas hay quien piensa que por el contrario la elasticidad hay que trabajarla en frío, que sólo es cuestión de acostumbrarse, como el que se ducha después de comer. Una persona que necesita calentar primero para hacer un ejercicio, es que en realidad no tiene elasticidad.
- Y para que tanto unos como otros puedan estar acertados, una última opinión nos aclara que hacer elasticidad en frío es bueno para los practicantes de yoga, pero si lo hicieran así los practicantes de otros deportes, por ejemplo los deportes de alta velocidad, seguro que sufrirían alguna lesión. Para estos es imprescindible calentar.

¿Cuáles creéis que son los errores que se cometen con más frecuencia en los gimnasios?

- Lo que más a menudo se da es la poca paciencia de los entrenadores que quieren lograr resultados rápidos de sus alumnos.
- También la falta de atención de muchos entrenadores hacia los alumnos menos dotados.

- Y por supuesto no hay que dejar de mencionar la falta de conocimientos para dar una clase, (muchos llegan a dar clase solamente por ser buenos competidores), y estos o no demuestran interés por aquellos alumnos que no van a competir o les faltan conocimientos de anatomía y fisiología.

Qué es mejor: ¿abrir al máximo durante poco tiempo, o estirar hasta sentir molestias y mantenerlo mucho tiempo?

- Lo que importa es lograr un término medio.
- Hay que ir poco a poco al menos al principio. Luego estirar más y mantenerlo más tiempo.
- Sobre todo hay que procurar que el dolor no sea intenso porque esto sería contraproducente. En mi opinión los ejercicios de elasticidad han de hacerse en series cortas y con pausas, abriendo un poco más en cada intento.
- Lo ideal sería disponer del mayor tiempo posible. Ponerse en una postura correcta, que produzca sólo alguna molestia pero no dolor, y mantenerla el mayor tiempo posible. Ese es el secreto: el tiempo.

¿La elasticidad que tenéis la adquiristeis con vuestros propios métodos, o fue con el asesoramiento de un instructor?

- Yo la conseguí trabajando muchísimo, pero siempre bajo la dirección de mis profesores.
- En un principio trabajé sola, pero los resultados no fueron favorables hasta que entré en un gimnasio.
- Principalmente la adquirí con mis propios métodos, pero estos estaban inspirados en técnicas que he visto en grandes instructores.
- Hasta que no trabajé con mis propias ideas no logré nada positivo. Los métodos que me enseñaban no eran adecuados para mí.

¿Qué se puede recomendar a los nuevos instructores?

- Yo pediría a todos los profesores, que tuvieran más paciencia con aquellos alumnos que fueran poco flexibles. Son los que necesitan más comprensión y ayuda porque les cuesta más que a los otros.
- Yo añadiría, que no les provoquen miedo a los alumnos a la hora de la abertura. Que no trabajen nunca contrarreloj.
- En mi opinión, el método que mejor resultado me ha dado es el que se practica en Ballet. Esto es, agarrarse a una barra y balancear la pierna hacia adelante frontalmente y hacia atrás lateralmente.
- El mismo peso de la pierna te va haciendo subir cada vez más. Es el método que recomiendo.
- Y también, que aconsejen a sus alumnos darse una ducha de agua caliente seguida de otra fría al final de la elasticidad.

Cómo se puede ver no hay solamente un método correcto para alcanzar la elasticidad deseada, lo que sí hay que tener en cuenta es que sea cual sea el método que realicemos, se adapte a nuestra anatomía y no nos cause lesiones.

FLEXIBILIDAD

Se puede definir la flexibilidad como la amplitud y la facultad para el movimiento de una articulación. Esta amplitud puede ser media en centímetros o en grados y dependiendo de cada articulación, así se podrá valorar.

También y según el individuo, puede existir una gran flexibilidad en un grupo articular, por ejemplo, la cadera, y muy poca en el resto. De igual manera una persona puede ser capaz de pasar rápidamente de una posición articular a otra, aún cuando no posea gran flexibilidad, y otra aparentemente más flexible y con gran amplitud de movimientos, necesita realizar sus movimientos más lentamente.

Algunos ejemplos de ello serían los siguientes:

- Un alpinista tendrá una gran flexibilidad en sus dedos y muñecas, con una gran capacidad para cambiar rápidamente de posición en sus manos, aún cuando sus codos sean poco flexibles.
- Un futbolista puede tener gran flexibilidad de rodilla y muy poco en los hombros.
- Un boxeador tendrá unos movimientos de cintura rápidos, aún cuando su articulación de la cadera con respecto al fémur sea muy rígida.

Por todo ello, cada persona deberá trabajar la flexibilidad que más se adapte a su constitución física y a sus necesidades deportivas.

La planificación de los ejercicios deberá hacerse para que el progreso sea lento, pero sólido, y sin riesgos de lesión. Hay que tener en cuenta que un mal entrenamiento en este sentido puede ser irreversible y por tanto hay que evitar cualquier error.

Cuando un deportista no consiga el suficiente progreso en unos meses o acuse dolores, deberá ser atendido de manera individual, evitando los entrenamientos en grupo.

Los movimientos articulares que se realizan antes del entrenamiento físico, el llamado calentamiento, no son en sí un ejercicio de flexibilidad, sino solamente una manera de lubricar las articulaciones antes del esfuerzo.

Para trabajar las articulaciones se requiere un programa adecuado, lento y de progreso continuo.

BENEFICIOS DE UN PROGRAMA DE FLEXIBILIDAD

Los ejercicios para mejorar la elasticidad proporcionan una gran variedad de beneficios al deportista, estando en primer lugar el conocimiento del propio cuerpo, sus limitaciones y virtudes.

Las largas horas para mejorar su cuerpo hacen que una persona sepa ciertamente para lo que está cualificado y para lo que no. Basándose en estos conocimientos, elaborará la preparación técnica más adecuada no tratando de realizar actos para los que no está capacitado, los cuales además supondrán un riesgo enorme de lesión.

Mejorará también la capacidad de relajarse a voluntad y de eliminar las tensiones que el deporte proporciona, bien sea por el hecho de querer ganar a los demás, como por el deseo de mejorarse a sí mismo. En cualquiera de las dos maneras, la necesidad de relajarse es imperiosa y los ejercicios de mejora articular le ayudarán enormemente.

La amplitud articular evitará las enfermedades reumáticas, ya que los movimientos continuados de una articulación impiden su degeneración y la acumulación de sustancias de desecho. No hay cosa peor para una articulación que la inmovilidad o la limitación de su total movimiento. Si con el paso de los años las personas van reduciendo su capacidad para ser flexibles y terminan moviéndose con una rigidez extrema, se debe básicamente a que en años anteriores dejaron de trabajar sus articulaciones en toda su extensión.

Un ejemplo de ello lo tendríamos en las vértebras cervicales. Las personas ancianas para mirar hacia atrás no giran apenas la cabeza y prefieren girar la cintura e incluso el cuerpo en su totalidad. Esta limitación del movimiento del cuello la iniciaron muchos años atrás, quizá por comodidad, y el resultado final es un anquilosamiento de las vértebras cervicales.

Otro beneficio indudable del programa de flexibilidad es la mejora del aspecto estético, del porte. La posición erecta, lo mismo que la de sentado, necesitan de una buena disposición articular para que sea agradable y no grotesca.

Esa misma buena posición contribuirá a que funciones tan importantes como la respiratoria y la digestiva, por ejemplo, se realicen correctamente. Muchos ancianos verían aliviadas sus enfermedades respiratorias si decidiesen realizar más ejercicios corporales, en lugar de tomar tantos medicamentos.

También y pensando en el deportista, no hay que olvidar que los movimientos articulares limitados restan desarrollo muscular y obligan a ciertos músculos a estar contraídos, lo que les puede ocasionar lumbalgias crónicas, por ejemplo. Estos dolores se podrían evitar si cotidianamente y al margen de su entrenamiento específico, el deportista incluyera ejercicios de flexibilidad. Las mujeres podrían ver disminuidos sus dolores menstruales solamente estirando la región pélvica.

Desde el punto de vista exclusivamente deportivo, los ejercicios de flexibilidad mejoran el aprendizaje y el rendimiento, dan unos movimientos corporales más desenvueltos y relajados, mejoran el autocontrol, la autoconfianza en el propio cuerpo y le dan destreza y elegancia.

Quizá sea la flexibilidad, la buena flexibilidad, la que haga diferente a un atleta de otro, la que haga que uno sea un superestrella y otro solamente un buen deportista.

NECESIDAD IMPERIOSA PARA REALIZAR FLEXIBILIDAD

Quizá ocurre que la mayoría de los deportistas no saben que realmente necesitan incluir en su entrenamiento un programa de flexibilidad articular y creen que sus fallos se deben solamente a una cuestión de mala técnica o falta de entrenamiento.

Para dar algunas ideas de la necesidad de contar con una buena flexibilidad, he aquí algunos ejemplos:

- Un tenista necesitará una buena amplitud articular si quiere alcanzar esa pelota que se le escapa; circunstancia que se le dará cientos de veces en cada partido.

- Un lanzador de base-ball, un pelotari de pelota vasca o un jugador de squach, pueden perder mucha fuerza en sus lanzamientos sino tienen suficiente recorrido en las articulaciones del hombro.

- Un karateka deberá limitar sensiblemente el número de técnicas o recursos en la pelea, si sus piernas o cintura carecen de flexibilidad.

- Un elevador de pesos necesitará una buena flexibilidad si quiere tener una buena palanca muscular. Cuanto más estirado esté un músculo al comienzo de la técnica, más podrá contraerse después y generar así toda su fuerza. Para ello se necesitan unas articulaciones libres en todo su recorrido.

- Un nadador necesitará una gran amplitud en su brazada para ganar velocidad y para ello requiere unos hombros bien flexibles.

- Unos tobillos bien flexibles proporcionan mejor arrancada en los corredores.

¿TODO SON VENTAJAS?

Se piensa que un trabajo adecuado de flexibilidad evita las lesiones, sobre todo los esguinces y las dislocaciones articulares. El problema aparece cuando un deportista busca una flexibilidad mayor de la que necesita o puede desarrollar. Llegado a este punto, la elasticidad se convertirá en fuente de lesiones. Las articulaciones dadas de sí y los ligamentos superestirados, son un débil soporte para los esfuerzos musculares bruscos y fuertes. Cada deportista debería elaborar su propio programa de elasticidad y este debería hacerse en función de su deporte, en primer lugar (un corredor necesita menos elasticidad que un saltador de valla), en función de sus posibilidades genéticas (no se debe forzar más allá de lo que el cuerpo permita sin sentir dolor) y del tiempo disponible. Las prisas aquí son mal sistema para el progreso sin riesgos.

Casi ningún deportista debería tratar de alcanzar el máximo de elasticidad, como es habitual entre algunos practicantes de artes marciales, empeñados en llegar cada vez alto con sus patadas. Es más fácil que aparezcan lesiones por exceso de elasticidad, que por carencia. La persona que no tiene elasticidad es consciente de ello y se autolimita en sus movimientos. Aquél que ha conseguido grandes aberturas en el entrenamiento se siente capaz de hacerlas también en los torneos, sin darse cuenta que cada día es diferente y que con el cuerpo caliente y el psiquismo espoleado se fuerza más de lo normal.

La excesiva flexibilidad referida al trabajo excesivo para lograr mayores aberturas, es siempre perjudicial, tanto en jóvenes como en adultos. Un excesivo estiramiento o relajación incrementa la posibilidad de desgarro del ligamento o dislocación de la articulación. Los jóvenes que han trabajado excesivamente la flexibilidad tienen frecuentemente dislocaciones en hombros y caderas y apenas tienen control sobre estas articulaciones. La sensibilidad nerviosa que les avisa del peligro en los estiramientos se termina perdiendo con el exceso de entrenamiento y sufren lesiones con mucha frecuencia.

Los deportistas más veteranos, conscientes de sus limitaciones, limitan la amplitud de sus movimientos y eso, unido al hecho de que una articulación rígida es más sólida que una elástica, hace que tengan muy pocas lesiones serias en su vida deportiva.

Por el contrario, los practicantes muy jóvenes que han trabajado duramente la flexibilidad suelen acusar muy mal los impactos y las articulaciones pierden su paralelismo si son golpeadas. La excesiva flexibilidad desestabiliza las articulaciones y hay deportes, como es el caso del levantamiento de pesas o los jugadores de fútbol, en los cuales está contraindicado un trabajo duro de flexibilidad.

Otro inconveniente del trabajo excesivo es la osteoporosis, enfermedad caracterizada por un proceso degenerativo de las articulaciones, la mayoría de las veces a causa de un excesivo uso y a una alteración del colágeno. Paradójicamente, una falta de ejercicio también puede producir la misma enfermedad, ya que los tejidos inactivos también pueden degenerarse de la misma manera que por exceso. Las operaciones articulares, las infiltraciones de corticoides o las lesiones repetidas en la misma zona, conducen de igual manera a esta enfermedad que incapacita al deportista de por vida.

Por todo ello y para evitar que el excesivo trabajo de flexibilidad pueda ser más perjudicial que beneficioso, se recomienda que sea moderado en los niños, intenso en los jóvenes, discreto en los adultos y suave en los mayores. Dependiendo del deporte será conveniente trabajar más una articulación determinada, olvidándonos de las otras y compensando ese trabajo con ejercicios de musculación adecuados que darán robustez a las articulaciones.

Por último y como máxima recomendación, hay que recordar que la señal de alarma por excelencia es el dolor. Aquel instructor que disfrute oyendo a sus alumnos gritar de dolor cuando hacen sus ejercicios de flexibilidad debería ser apartado de la enseñanza. Los alumnos deberán negarse a realizar cualquier ejercicio de flexibilidad que les produzca dolor, ya que de hacerlos su vida deportiva y hasta su salud se resentirá.

28

LECCIÓN 2

EL PODER DE LOS MÚSCULOS

Los músculos, en unión al sistema esquelético, son los principales responsables de que nuestro cuerpo pueda tener movimiento, pero, tanto huesos como músculos, dependen unos de otros para efectuar ese movimiento. Sin los músculos, los huesos no podrían moverse e incluso todo nuestro cuerpo caería invariablemente al suelo. Por el contrario, sin la presencia de los huesos los músculos al carecer de una palanca en la que apoyarse, tampoco servirían para nada.

Por eso, cualquier alteración en el sistema muscular afectará invariablemente al sistema esquelético y viceversa. Por tanto, un atleta que desee mejorar su sistema muscular deberá tener muy en cuenta el buen estado de sus huesos.

El tejido muscular es elástico, pudiéndose contraer, relajar y estirarse hasta límites increíbles, especialmente en los niños, y constituye casi la mitad del peso total de nuestro cuerpo.

Además, y esto es muy importante no olvidarlo, la contracción de los músculos no solamente sirve para mover los huesos, sino que son parte fundamental en la movilización de la sangre, trasladar los alimentos a lo largo del aparato digestivo, impulsar la orina para que pueda ser evacuada, permitir una buena oxigenación pulmonar y hasta lubricar los ojos.

Cualquier persona, por tanto, que comience un programa de acondicionamiento muscular, mejorará sensiblemente su salud en general, pero siempre y cuando lo haga con sabiduría y sentido común.

DIFERENTES TIPOS DE MÚSCULOS

Aunque el objeto de este estudio es hablar principalmente de un solo tipo de músculos – el estriado – (responsable del

29

movimiento esquelético), no debemos olvidar la musculatura lisa o involuntaria, la cual mueve las paredes del sistema digestivo y la vejiga, y el cardíaco, que aunque es estriado y por tanto involuntario, también puede ser controlado con un fuerte entrenamiento sofrológico.

Existen no obstante unos significativos matices a esta clasificación, ya que aunque los músculos estriados que mueven el esqueleto son de uso o contracción voluntaria, también pueden moverse de manera autónoma e incluso contra nuestra voluntad. Los espasmos, los tics, las contracturas, los reflejos y los desplazamientos de los sonámbulos, son algunos ejemplos que nos indican claramente que también la musculatura esquelética puede escapar a nuestro control.

FUNCIONES

Aunque en apariencia muy diferentes entre sí, todos los músculos poseen características iguales, como es el caso de la irritabilidad o sea, la capacidad de reaccionar ante un estímulo, especialmente si es de tipo defensivo. En este sentido, las buenas prácticas del deporte tratan de hacer más efectivos los instintos defensivos naturales o autónomos, lo que logran a base de repetir los movimientos cientos de veces para lograr que se conviertan en movimientos reflejos más eficaces.

Para que un músculo pueda ser irritado o pueda contraerse necesita de un impulso eléctrico, y este puede ser interno – cerebral – o externo. Dependiendo del grado de conductibilidad que este músculo posea, esto es, de la capacidad que tenga para transmitir impulsos, se moverá con mayor o menor velocidad. Así, los músculos de los ojos son unos de los más veloces gracias en parte a su buena conductibilidad y otros, como los abdominales, son extremadamente lentos. El entrenamiento adecuado, no obstante, puede lograr mejorar la capacidad de conducir impulsos eléctricos lo mismo que ciertas drogas consideradas doping, las cuales sabemos que mantienen el sistema muscular en una perenne excitabilidad.

Otras funciones de los músculos son la capacidad de contraerse y la de alargarse. La contracción nos servirá para ejercer potencia en el movimiento de las palancas (huesos), mientras que la extensión frenará el recorrido excesivo de las palancas.

Si no existieran estas dos facultades en los músculos, nuestros huesos se dislocarían continuamente. Este es un factor que por desgracia no tienen en cuenta algunos deportistas, empeñados más que nada en mejorar solamente su capacidad de contraer los músculos.

Experiencias repetidas ya en todo el mundo están tratando de demostrar que la mejora muscular se puede lograr sin el auxilio de la voluntad y ni siquiera mediante el cansancio muscular. Máquinas que suministran impulsos eléctricos alternos y otras que mueven ellas mismas los músculos, están proliferando enormemente en los gimnasios. Mientras que las vemos razonablemente lógicas en personas afectadas de paraplejía, distrofias musculares o esclerosis múltiple, no encontramos ninguna justificación para que sean utilizadas por deportistas o personas que quieran mejorar su condición física. Y no se trata de exigir a nadie que sude si desea mejorar su cuerpo, sino de pedirle que no arruine su salud con el auxilio de las máquinas. El cuerpo, los músculos, necesitan durante el ejercicio aumentar su volumen sanguíneo, aumentar la ventilación pulmonar y la frecuencia cardíaca, así como sudar para enfriar el roce entre las moléculas musculares que se mueven. Nada de esto se consigue si es una máquina la que nos mueve y por tanto el daño para la salud puede ser enorme, aunque difícil de valorar en ese momento.

NERVIOS Y MÚSCULOS

Que el sistema nervioso juega una función especialísima en el sistema muscular es algo que ya hemos visto y es por eso que personas no entrenadas logran cosas que en un principio nos parecen increíbles, aunque en apariencia no tengan un buen desarrollo muscular.

Tratar de agarrar e inmovilizar a una persona fuera de sí es una labor casi imposible de lograr, lo mismo que tratar de levantar a una persona desmayada. En ambos casos, es el sistema nervioso el que establece la diferencia.

El entrenamiento deportivo, entre otras cosas, logra aumentar la irrigación sanguínea de la denominada placa terminal motora, la cual recibe todos los impulsos nerviosos de la fibra nerviosa. A mayor cantidad de oxígeno en esa zona, mejor transmisión del impulso nervioso a la fibra muscular. Además, cuanta más cantidad de fluido (sangre o agua) exista en la zona muscular, mejor se transmitirá el impulso nervioso, ya que como todo el mundo sabe los líquidos son excelentes transmisores de la electricidad. Un cuerpo bien hidratado es también un cuerpo que se mueve con rapidez y eficacia, y por ese motivo el agua constituye el bien más imprescindible para un deportista.

También es importante, además, que la vaina de mielina que protege todo el sistema nervioso se encuentre en buen estado, ya que de no ser así el impulso nervioso se perdería en el camino, de la misma manera que se pierde cuando los cables de la energía eléctrica no están en buen estado. Una buena alimentación, especialmente rica en ácidos grasos esenciales, nos asegurará una buena salud para esta vaina de mielina.

Por fortuna para nuestros músculos, y aunque alguno de nuestros nervios no esté en buenas condiciones, basta uno sólo de ellos debidamente excitado para que el músculo se mueva, aunque por supuesto no con la eficacia de un músculo que recibe todo el impulso eléctrico.

Además, en la medida en que un músculo es más grande o necesita mover un hueso de más peso, como es el caso del cuádriceps femoral, la cantidad de nervios que existen en esa zona es mucho mayor y por tanto el entrenamiento para mejorar deberá ser también más largo e intenso.

Resumiendo, los músculos pequeños se mejoran enseguida, pero son irrecuperables si falta alguno de los pocos nervios que poseen, mientras que los músculos grandes requieren mucho entrenamiento y empeoran poco cuando el sistema nervioso falla, ya que cuentan con multitud de nervios. Ejemplos de ello los tenemos en los músculos de la cara, con poca red nerviosa, lo que explica que después de un accidente vascular las personas no recuperen su función, así como los de las piernas, los cuales y a pesar de una poliomielitis, pueden volver a cumplir perfectamente su función con el entrenamiento.

Un estado de somnolencia o la acción de drogas, pueden hacer que aunque todo esté en perfectas condiciones el impulso nervioso sea tan débil que no consiga mover el músculo. Podríamos considerar que aquellas personas con "poco espíritu" o con "gran pachorra", estarían afectadas de este problema y solamente estimulando el sistema nervioso se podría conseguir una buena respuesta muscular.

El entrenamiento de fuerza, por tanto, no sería lo más importante para ellos.

Mientras no se aumente la intensidad del estímulo nervioso el músculo no podrá contraerse con fuerza y rapidez.

OTROS FACTORES DECISIVOS PARA LA CONTRACCIÓN MUSCULAR

Ya sabemos todos los principales elementos que intervienen en la contracción muscular, así como la importancia de la glucosa como combustible. Falta, no obstante, el detonante que pueda poner en combustión todo el proceso.

El ATP (Adenosin trifosfato de glucosa), puesto que de él hablamos, mediante la degradación explosiva de sus moléculas de ácido fosfórico, se combina con la glucosa y forma monofosfatos de glucosa. Luego, la fosfocreatina, molecular muy energética que se encuentra en el tejido muscular, cede su parte de fósforo y reconstruye el ATP una y otra vez. El ácido láctico producido por la degradación de la glucosa se oxida para proporcionar también energía o convertirse en glucógeno de reserva.

Por tanto, y resumiendo, el glucógeno que se produce en la fase de recuperación muscular es suministrado por una quinta parte de ácido láctico, más el oxígeno y el agua. Posteriormente, las otras cuatro quintas partes de ácido láctico se unen a la energía liberada y forman el glucógeno de reserva.

ENTRENAMIENTO CON GRANDES PESOS

Muchos deportistas cuando comprueban los resultados del entrenamiento con pesas se apartan de ello debido a la noción equivocada de que les llevaría a una excesiva musculatura y por lo tanto a menor flexibilidad. Debido a esta confusión, muchos luchadores o bien han perdido de vista su verdadero objetivo al entrenar con pesas, o bien no han aprovechado las enormes ventajas que esta actividad puede proporcionar.

EL TIEMPO DE LOS CULTURISTAS

Lo que normalmente da lugar a estos errores es el entrenador. Los culturistas siempre han sido considerados expertos en pesas, pero muchos de ellos no están cualificados para aconsejar a otros deportistas porque el culturismo y el entrenamiento para fuerza son actividades distintas. Muchos culturistas aconsejarían al luchador que hiciera muchas repeticiones, cuando quizá lo conveniente sea pocas repeticiones con grandes pesos. Lo que ha dado resultado a un culturista puede no funcionar en otros deportes.

El culturismo, el levantamiento de peso y el entrenamiento de fuerza, son tres actividades diferentes.

• El entrenamiento de la fuerza es una actividad en la que el objetivo es desarrollar fortaleza, no demostrarla.

- El culturismo es un deporte en el cual la meta del individuo es cambiar su aspecto físico.
- El levantamiento de peso es un deporte en el cual el objetivo es demostrar fortaleza.

El único método práctico para los deportes de velocidad es el entrenamiento de fuerza explosiva. Solamente desarrollando su fuerza puede un deportista mejorar sus posibilidades de combate. Cuánto más fuertes son tus músculos, mejor es el control general del cuerpo. El entrenamiento de la fuerza es, por lo tanto, el programa suplementario más práctico para el luchador.

Muchas mujeres evitan las pesas porque temen hacerse demasiado musculosas; pero el entrenamiento adecuado con pesas únicamente ayudará a una mujer a permanecer derecha, fortalecerse, reducir la grasa y mejorar sus habilidades deportivas.

LOS ERRORES MÁS FRECUENTES

Muchos hombres y mujeres no reciben resultados óptimos del entrenamiento con pesas debido a métodos de entrenamiento inadecuados. Los dos errores más comunes son escoger un peso demasiado liviano y la insistencia excesiva en un grupo muscular concreto.

Muchas personas hacen un número exagerado de repeticiones de determinado ejercicio con el fin de endurecer. En realidad, dicho entrenamiento hace poco por estimular el crecimiento muscular y consume bajos niveles de energía.

El segundo error es concentrar los esfuerzos en una sola zona problemática, lo cual es totalmente ilógico. No hay posibilidad de hacer solamente reducciones locales. Cuando el cuerpo se fatiga obtiene energía de cualquier parte del cuerpo. Una persona puede estar haciendo flexiones de piernas y estar quemando entonces la grasa localizada alrededor del cuello.

Además, los entrenamientos parciales provocan desequilibrios en todo el organismo.

Para que los practicantes de deportes de velocidad obtengan beneficios máximos en reducción, tono, firmeza y acondicionamiento general de su cuerpo, sería conveniente que trabajaran preferiblemente con pesas de alta densidad, pero de manera adecuada a sus necesidades.

LAS VENTAJAS DEL ENTRENAMIENTO CON GRANDES PESAS

El entrenamiento con pesas ofrece varias ventajas: aumento de fuerza, mejora en la resistencia cardiovascular, reducción de peso corporal, reducción por tanto de la grasa corporal excesiva, aumento de la masa muscular, fortalecimiento de las articulaciones, ligamentos, tendones y tejidos conectivos, una mejor apariencia física, la rehabilitación de los músculos lesionados y una forma para perfeccionar las cualidades deportivas adquiridas.

EL MÉTODO CORRECTO

El entrenamiento con grandes pesos no es simplemente levantar pesas. Consiste en varios tipos diferentes de contracción muscular. Las tres formas básicas de contracción muscular en el entrenamiento con pesas son: concentración concéntrica, concentración excéntrica y contracción isométrica.

La concentración concéntrica (también denominada isotónica), implica el acortamiento del músculo. Esto ocurre cuando el músculo ejerce fuerza para mover o levantar un objeto.

La concentración excéntrica supone el alargamiento del músculo, como cuando un peso se deja descender lentamente.

La contracción isométrica o estática cuyo nombre viene del griego "isos-metriko", que significa igual medida, es una concentración no dinámica en la que entran en juego fuerzas concéntricas y excéntricas. Esta cualidad de oposición en las fuerzas detiene el movimiento muscular en un punto dado.

Para obtener resultados en un programa de entrenamiento de fuerza, deben utilizarse pesos apropiados. Si el peso es muy grande, tus músculos se fatigarán demasiado pronto y no los trabajarás en toda su extensión. Si el peso es demasiado liviano, los músculos no serán estimulados para crecer y fortalecerse.

LOS MÚSCULOS GRANDES DEBEN EJERCITARSE PRIMERO, LOS MÁS PEQUEÑOS AL FINAL

Las mayores ganancias en fuerza se producen con 8 – 12 repeticiones de un mismo ejercicio. Si el peso escogido no te permite hacer al menos 8 repeticiones, no trabajarás todas las fibras musculares plenamente. Una resistencia que permita menos de ocho repeticiones puede causar daños a la fibra muscular, tendones y ligamentos debido a la fuerza que el músculo tiene que generar para producir el movimiento. Si el peso escogido permite hacer más de 12 repeticiones, aumenta la resistencia durante la siguiente sesión.

Si el peso es lo bastante liviano para permitir las 8 – 12 repeticiones, las posibilidades de que se produzca una lesión son nulas, porque la fuerza requerida para levantar dicho peso es mucho menor y por tanto más segura que la fuerza requerida para levantar un peso que permita hacer menos de 8 repeticiones.

Muchos deportistas se quedan sin hacer las últimas repeticiones porque piensan que son las más peligrosas. Pero en realidad son las más seguras. Durante las primeras repeticiones los músculos están en condiciones de producir mucha fuerza y el riesgo de lesiones es muy alto. Pero a medida en que los músculos siguen trabajando hasta el agotamiento su capacidad para generar fuerza disminuye.

EL PESO ADECUADO

Saber qué peso usar es muy importante, tanto cómo saber utilizarlo adecuadamente. El uso inadecuado de los pesos puede ser causa de resultados insuficientes o lesiones.

La correcta ejecución de un ejercicio determina la cualidad y velocidad con la que se obtienen resultados. La apropiada forma requiere que cada repetición de un ejercicio sea ejecutada de manera suave, lenta y controlada. La velocidad de cada repetición debe ser aproximadamente seis segundos de duración: dos segundos para levantar el peso y cuatro para hacerlo descender. Las repeticiones a mayor velocidad implicarán movimientos bruscos. Si se le da un tirón a un peso o se le hace mover muy deprisa, más que levantarlo se le está poniendo en movimiento Así tus músculos posiblemente no puedan seguir el movimiento del peso y se contraerán sin obtener todos los beneficios aportados por la resistencia del peso. Así queda frustrado el propósito del entrenamiento de fuerza y quizá se produzcan lesiones.

El movimiento de cada repetición debe ser fluido y sin pausas. La única ocasión para detenerse será cuando el músculo alcanza su máxima contracción.

LA MEJORA CARDIOVASCULAR

Con frecuencia se piensa que el entrenamiento con pesas hace poco, si es que hace algo, por el sistema cardiovascular.

A través de investigaciones se ha comprobado que si el tiempo de descanso entre uno y otro ejercicio es de un minuto o más, habrá pocos beneficios para el sistema cardiovascular.

Pero si el practicante intenta pasar de un ejercicio a otro con la mayor rapidez posible y poco descanso, el sistema cardiovascular se someterá a una condición de tensión y el ejercicio se hará anaeróbico.

Al principio quizá no seas capaz de mantener períodos de descanso mínimos y los principiantes deberían descansar durante un minuto antes del siguiente ejercicio. Según el cuerpo se va acostumbrando al entrenamiento con pesas grandes, se van reduciendo los períodos de descanso.

Las sesiones de entrenamiento con pesas de alta densidad deben ser intensas pero breves. La investigación ha demostrado que los mejores resultados se obtienen con un total de diez a doce ejercicios.

Cada ejercicio debe ejecutarse con la forma apropiada hasta el punto de agotamiento. Si un músculo se trabaja hasta el límite del agotamiento no hay necesidad de seleccionar otro ejercicio que trabaje la misma zona. El músculo ha sido estimulado para fortalecerse; toda estimulación posterior será contraproducente, haciendo que el músculo se debilite.

El orden apropiado de los ejercicios determina los resultados obtenidos de la sesión. Estos ejercicios deben hacer trabajar cada músculo principal del cuerpo. Los músculos grandes deben ejercitarse primero, los más pequeños al final.

Si se ejercitan primero los músculos pequeños privan al cuerpo de la energía necesaria para ejecutar posteriormente los músculos grandes y puede que no sean capaces de ayudar a los músculos más grandes en ejercicios en los que funcionan con músculos motores secundarios. Músculos motores secundarios son aquellos que se ven afectados y trabajan indirectamente en ciertos ejercicios.

A continuación, sigue el orden sugerido para trabajar los músculos, glúteos, cuádriceps, bíceps femoral, gemelos, gran dorsal, trapecio, deltoides, pectoral mayor, bíceps, tríceps, antebrazos, abdominales, oblicuos.

Los músculos abdominales y los del cuello se colocan al final por dos motivos: porque ayudan a mantener el cuerpo recto y evitan los movimientos incorrectos, y porque un cuello fatigado es más propenso a la lesión y un músculo abdominal fatigado hará que recaiga una tensión mayor sobre la parte inferior de la espalda.

LA FRECUENCIA DEL ENTRENAMIENTO

Aunque las sesiones de entrenamiento con grandes pesos requieren solamente media hora de ejecución, no pueden realizarse todos los días de la semana. Deben hacerse un máximo de tres sesiones a la semana apropiadamente distribuidas. Para que los músculos crezcan más fuertes deben permitírseles un descanso de al menos 48 horas antes de la ejecución de cada sesión de alta intensidad. Si los músculos vuelven a ser estimulados antes de 48 horas, el cuerpo se ve privado de la energía necesaria para respirar y producir músculos más fuertes.

Si 48 horas es el mínimo, ¿cuál es el tiempo máximo que debe haber entre sesiones? 96 horas entre sesiones parece ser el límite para mantener los beneficios producidos por las anteriores sesiones de entrenamiento. Tras los cuatro días los músculos se irán debilitando paulatinamente. Un músculo debe usarse para que permanezca fuerte.

Tras un período que oscila entre los seis meses y varios años, puede que notes que has detenido el proceso de fortalecimiento, e incluso que has empeorado. Si esto ocurre, puede que haya llegado el momento en que debas disminuir el ritmo de tu entrenamiento o tomarte un pequeño descanso.

Puedes quitar una de las sesiones o disminuir la cantidad de trabajo realizado en los entrenamientos de máxima fuerza.

Tus músculos han llegado al pico de la fuerza. Se han fortalecido tanto que el cuerpo carece de las reservas de energía necesaria para alimentarlos.

No importa lo que nadie te diga, el entrenamiento con pesas no inhibe de hacer flexibilidad. Si acaso, puede que la potencie al aumentar la extensión de los movimientos de tus músculos. El entrenamiento con pesas solamente puede inhibir la flexibilidad si insistes en ejecutar ejercicios de la manera incorrecta. Pero con vistas a obtener resultados tienen que entrenar duro, y esto lleva algunas molestias en los músculos.

LECCIÓN 3

CÓMO CONSEGUIR UNA BUENA CONDICIÓN DEPORTIVA

Una buena condición deportiva se consigue cuando se tienen las cualidades más completas posibles En orden de importancia podemos nombrarlas de la siguiente manera:

FLEXIBILIDAD, RELAJACIÓN, CONTROL PSÍQUICO o ideomotriz. En el centro situamos los factores de ejecución partiendo de la parte superior en que se encuentra la RESISTENCIA aeróbica o anaeróbica. Pasamos a la resistencia localizada o específica, resistencia muscular, en conjunción con la FUERZA. La fuerza en conjunción con la velocidad nos da POTENCIA, y la velocidad prolongada. La fuerza y la velocidad trabajadas específicamente nos dan la fuerza pura y la velocidad pura.

Por otro lado, tenemos la TÉCNICA y la TÁCTICA, todo ello pasando por las tres etapas del aprendizaje: iniciación, consolidación y culminación.

El desarrollo de cada una de las tres partes constituye los sistemas de entrenamiento. La ruptura de cualquier eslabón hace perder rápidamente la condición del deportista teniendo que averiguar primero el porqué, solucionarlo y en algunos casos comenzar de nuevo.

EN QUÉ SE BASA LA PREPARACIÓN

La preparación física y técnica se basa en una superposición de estímulos, que para soportarlos hay que realizar un esfuerzo. Estos estímulos provocan en el organismo una reacción, adaptándose más tarde. Un entrenamiento es bueno cuando el organismo reacciona y luego se adapta. Entonces podremos ir superponiendo estímulos, consiguiendo una mayor capacidad de reacción.

Si provocamos en la cuna de rendimiento, mediante un estímulo de cierta duración y luego le suprimimos, el cuerpo se recupera. Cuando se ha recuperado le volvemos a estimular con otro estímulo de igual intensidad pero de mayor duración, entonces vemos que el organismo aguanta más tiempo bajo la influencia de dicho estímulo.

Después de dejarle recuperar, le volvemos a estimular mayor tiempo y así sucesivamente. Veremos que la capacidad de aguante o de adaptación es creciente, el organismo se va adaptando y aumentando su capacidad. Este es el motivo por el cual, en los entrenamientos, hay que ir aumentando o la intensidad o la duración del estímulo. Siempre teniendo cuidado con que el organismo se adapte y no se provoque un estrés irreversible.

La adaptación que realiza el cuerpo está por encima del estímulo. Por esta razón podemos ir aumentando la intensidad del estímulo e ir aumentando la capacidad de recuperación.

Cuando los estímulos son muy fuertes, la capacidad de trabajo va siendo cada vez menor, apareciendo la fatiga.

Cuando el organismo se empieza a recuperar le damos un estímulo. Al cabo de unos cuantos le dejamos recuperar de una manera prolongada. Situándose en una cota más alta al principio para iniciar otra vez la sensación de estímulos.

Este método se acerca al agotamiento completo sino damos el período de recuperación ampliado.

El conocer al individuo y las características del mismo, nos permiten ampliar un gran número de variantes de estímulos, trabajos y recuperaciones.

¿Adónde va dirigido el entrenamiento?

1. A una adaptación muscular: preparando a los músculos en sus reacciones específicas, dándoles potencia, resistencia, elasticidad y mayor posibilidad de absorción de oxígeno

2. A una adaptación cardio-respiratoria. El síntoma más significativo del entrenamiento es el descenso de la frecuencia cardiaca, síntoma de una hipertrofia del músculo cardíaco en el que se aumenta la potencia sistólica enviando mayor volumen sanguíneo por minuto. Respecto a la respiración, se obtiene una mayor capacidad ventilatoria, aumentando la capacidad vital e intercambio gaseoso.

3. A una adaptación fisiológica que va a provocar una mejor coordinación nerviosa y su interacción con la fibra muscular produciendo, entre otras cosas, una mayor intervención de fibras, y como consecuencia un mayor rendimiento y retraso de la fatiga.

Principales elementos que intervienen en un entrenamiento

1. - Objetivos
2. - Programa
3. – Puesta en acción
- Metodología
- Método
- Procedimiento

4. – El entrenador
5. – El deportista
6. – Circunstancias (medios, local, tiempo etc.)
7. - Control
- Por etapas
- Global

Objetivos
Meta a alcanzar (profesional o amateur), exámenes, competiciones.
1   Corto Plazo
2   Largo Plazo

Necesidad de un programa
Debe estar de acuerdo con los objetivos planteados. Su contenido ha de ser realizable y susceptible de modificaciones.

Consideraciones
A)   El ámbito en que se mueve (de dónde proviene el deportista, situación en que se encuentra nuestro deporte, ayuda federativa, etc.)
B)   Aspecto biológico del deportista:
- Posibilidades
      - Limitaciones
- Revisiones médicas

C) Aspecto psicosomáticos del deportista, nivel de agresividad, personalidad, otros factores personales.
D)   Consideraciones que debe reunir un programa:
• Amplio
• Completo
• Flexible
• Graduado
• Mínimo
• Adecuado
• Realizable

E)   Cómo se cumple el programa

PUESTA EN ACCIÓN
(Asignatura de metodología)

EL ENTRENADOR

(Asignatura de metodología)

EL DEPORTISTA
Artífice del entrenamiento, a él está dirigido todo, tratando de asimilar todo lo que se le dé, problemas que pueda tener (sociales, edad, sexo, etc.).

OTRAS CIRCUNSTANCIAS
- Sala de práctica
- Material de entrenamiento
- Lugar (región, tiempo, etc.)
- Reconocimiento médico

Condiciones a tener en cuenta para la selección.

Condiciones anatómicas:
- Constitución muscular
- Parámetros o medidas corporales
- Deformaciones
- Condiciones fisiológicas
- Aparato circulatorio
- Aparato respiratorio
- Etc.

Condiciones motoras:
- Respuesta de acción (técnica – táctica)
- Fuerza – velocidad, resistencia, calidad articular.

PROGRAMA DE ENTRENAMIENTO

Con los infantiles se puede trabajar programas a largo plazo con resultados a 3 o más años.
Para cualquier objetivo a corto plazo se suele trabajar con un programa anual de entrenamiento.

Si por ejemplo nos interesa un examen, competición, etc., en el mes de Diciembre, deberemos planificar todo unos meses antes.

En el caso de tener poco tiempo se puede reducir el programa proporcionalmente respetando el entrenamiento general (que no debe ser superior al 30% del tiempo total disponible), el específico (70%) y las intensidades.

Como es lógico, al principio el entrenamiento general es al máximo, el específico al mínimo y la intensidad también mínima; para terminar con el entrenamiento general mínimo (mantenimiento), específico máximo e intensidad máxima, teniendo en cuenta que paulatinamente habrá que ir manteniendo los últimos 30 días en programas de 1 año o las últimas semanas en programas más cortos.

Generalmente es bueno alternar deportes y trabajar todas las materias en todo tiempo, aunque cada una tiene sus características, así como en el período de mantenimiento será preciso cada 15 días recordar sesiones de resistencia, fuerza, potencia, elasticidad, etc.

EJERCICIOS

ETAPA GENÉRICA
ETAPA ESPECÍFICA
ETAPA DE ENTRENAMIENTO

ENTRENAMIENTO GENERAL DE RESISTENCIA

Resistencia:
Es la capacidad para soportar un esfuerzo de una intensidad dada durante un período determinado. Es retrasar la aparición de la fatiga.

Hay dos clases de resistencia: aeróbica y anaeróbica.

Se dice que un proceso de entrenamiento es aeróbico cuando existe un equilibrio entre el aporte de oxígeno y el consumo.

Por otra parte, el entrenamiento anaeróbico se define como aquellos tipos de ejercicios que por su naturaleza se desarrollan con carencia de oxígeno, provocando una deuda de oxigeno.

Hay que subrayar que por regla general cualquier trabajo encaminado a desarrollar la capacidad aeróbica tiene que ver en cierta medida con los procesos anaeróbicos, y viceversa.

El entrenamiento general de resistencia va dirigido al acondicionamiento cardio-respiratorio y se puede conseguir corriendo, nadando o pedaleando.

Mediante la carrera podemos hablar de los siguientes sistemas de entrenamiento:

- NATURAL

Carrera continúa

Fartlek

Cuestas y dunas

- FRACCIONADO

Interval – Training (cortos o largos)

- VELOCIDAD

Estímulos máximos (velocidad pura)
Velocidad prolongada (50 mts).

I.   NATURAL

Carrera continúa: (acondicionamiento cardio– respiratorio). Se realiza a tren continuado y uniforme (4 a 5 minutos por Km). Velocidad moderada sin que aparezca la fatiga (120 a 140 pulsaciones). Evitar cambios bruscos del ritmo.
Distancias de 10 a 40 Kilómetros, aunque quizá entre 5 y 15 estaría mejor.
Duración, más de 2 horas sin interrupción y por terrenos variados (una hora estaría bien).
Época: primeros 4 meses en programas de 1 año.

FARTLEK: Se define como un juego alternativo de ritmos y distancias en que el atleta los utiliza a su gusto.
Todo tipo de terreno (bosque, playa, prado, nieve, etc.), más o menos blando y con un perfil que debe contener llanos, subidas suaves, bajadas y todo tipo de accidentes naturales. Distancias de 5 a 20 kilómetros. Duración de 30 a 45 minutos. No hay que emplearse a fondo, se empieza con trabajo orgánico o natural (unas 120 pulsaciones durante la mitad del tiempo que se va a emplear, para acabar la otra mitad con mayor esfuerzo (unas 160 pulsaciones), teniendo en cuenta que las 160 pulsaciones se cogerán mediante progresiones de 100 – 200 mts, y aceleraciones de 50 – 100 mts. Volviendo a la naturalidad de la 120 – 140 pulsaciones sin que las pausas duren más de 5 minutos. En este método no se intercala gimnasia. Se realiza 1 – 2 veces por semana y para mantenerse 1 vez cada 15 días.

CUESTAS: Con este tipo de entrenamiento se persigue el fortalecimiento y potenciamiento muscular de las piernas.

Hay dos clases: Cortas e intensas (pronunciadas), para ganar potencia, y largas y suaves, para acondicionamiento general.

Subir en progresión, braceando y subiendo las rodillas con paso amplio.

DUNAS: Con ello perseguimos el fortalecimiento articular.
Para resistencia en Cuestas y Dunas:
Distancias 500 mts.
Repeticiones de 6 a 10
Recuperación poca, 1 minuto.
Intensidad baja (unas 140 pulsaciones)

Para velocidad - resistencia:
Distancias de 100 a 200 mts.
Repeticiones de 10 a 15
Recuperación media, de 1 a 2 minutos (Hasta bajar a 120 pulsaciones)
Intensidad media, 70 – 80% (unas 160 pulsaciones)

Para velocidad:
Distancias de 30 a 50mts.
Repetición de 6 a 10
Recuperación mucha, de 3 a 5 minutos.
Intensidad alta, 80 – 90% (unas 180 pulsaciones)

II.   FRACCIONADO

Le viene el nombre del hecho de dividir la distancia en fracciones más pequeñas, permitiendo correrlas más deprisa (sobre terreno llano).
Existen factores como:
Distancia – Duración del estímulo
Tiempo = El que emplea en recorrerla
Repeticiones = Número de veces que se repite la distancia
Intervalos = Descanso entre repeticiones que pueden ser activos o pasivos según se hagan andando, trotando o parados.

Intervalos cortos:

Efecto principal: Endurecimiento
Acción fisiológica: Incremento del volumen cardíaco, mejora del suministro a los músculos, lo que produce el perfeccionamiento del sistema circulatorio.
Efectos secundarios: Adquisición del ritmo.
Musculación de las extremidades inferiores.
Economía del esfuerzo.
Desarrollo de la resistencia anaeróbica.
Factores: Distancias 80, 100, 150, 200 mts.
    Tiempo o intensidad: 70%
    Esfuerzo: 160 a 190 pulsaciones p/m.
    Repeticiones: de 6 a 20
    Intervalo: de 45 a 90 segundos, para bajar a 120 pulsaciones p/m. trotando, paso rápido o realizando movimientos técnicos.

Intervalos largos:

Efecto principal: Resistencia ritmo.
Acción fisiológica: Hiperacidificación de la sangre, la cual por reacción provoca la creación de una reserva alcalina que a su vez retrasa o neutraliza la acción paralizante del ácido láctico.
Efectos secundarios: Intercambios muy intensos.
Desarrollo de la resistencia – velocidad.
Musculación de las extremidades inferiores.
Educación de la voluntad.
Factores: Distancias: 400, 1200 mts.
    Tiempo de intensidad: 85%
    Esfuerzo: 160 a 190 pulsaciones p/m.
    Repeticiones: Pocas, de 3 a 6
    Intervalo: Bajar a 120 pulsaciones p/m. (de 1 a 2'), andando o parado
    Objeto: Producir fatiga y mantener durante el mayor tiempo posible la intensidad del trabajo.

III. VELOCIDAD

Es un producto de la fuerza, elasticidad, flexibilidad, resistencia y coordinación nerviosa.

La fibra muscular debe responder al máximo. Pero dentro de esta respuesta individualizada debe existir otra condición fisiológica que permita la acción sinergista e inhibidora de grupos musculares que ayuden y no se opongan a la ejecución del movimiento deseado.

La velocidad contiene dos conceptos:

1. La capacidad de acortar el tiempo en que queremos actuar.
2. La correcta y efectiva ejecución de los movimientos.

El sistema para el entrenamiento de esta cualidad debe ser:

Distancias: Cortas, entre 30 y 60 metros.

Repeticiones: De 3 a 20, según la distancia.

Intervalos: De 3 a 10 minutos para permitir la máxima excitabilidad e intervencionismo muscular.

A la velocidad se llega por la velocidad. Por tal motivo, todos los ejercicios que podamos imaginarnos se deben realizar a máxima velocidad. Repitiéndolos muy pocas veces y concediendo mucha recuperación, dado que al comenzar de nuevo una repetición debemos estar al máximo del poderío físico, sin acumular fatiga.

Todos estos sistemas de entrenamiento nacen de la necesidad de preparar a los deportistas que hacen atletismo.

Ahora bien, nosotros debemos tomarlos para conseguir los efectos fisiológicos que nos den una capacidad física mayor a la hora de ejecutar las técnicas, soportar la intensidad o duración de las competiciones y hacer que nuestras intervenciones musculares sean más efectivas en el momento en que se requieran.

Debemos tener en cuenta que la resistencia, haciendo la planificación de temporada en programas de 1 año, deberemos trabajarla 3 ó 4 meses empezando el primer mes con carrera continúa, para ir intercalando de los 2 ó 3 días semanales dedicados a ella uno de cuestas y dunas, interval – training, fartlek, etc.

La resistencia cuando no pasa de 140 pulsaciones por minuto se puede trabajar cada 24 horas, hasta 160 p.p.m., cada 48 horas y 180 p.p.m. o más cada 72 horas.

Como regla general en todo tiempo se debe trabajar variado pero considerando el período que atravesamos, por ejemplo: los 3 ó 4 primeros meses corresponden a resistencia aeróbica, lo cual no quiere decir que un día a la semana o cada 15 días se intercale resistencia anaeróbica o en el período especifico que se intercale cada 15 días una sesión aeróbica.

La velocidad se debe trabajar a fondo en los dos primeros meses del periodo de mantenimiento 1 – 2 veces por semana y luego como las demás cualidades físicas mantener cada 15 días hasta la competición.

CÓMO DESARROLLAR LA RESISTENCIA

La patada más fuerte y el barrido más rápido tendrán poco valor si no puedes soportar los riesgos de una larga pelea o una persecución. Además de un esfuerzo continuo para lograr que las técnicas sean perfectas, cualquier practicante debe mejorar su resistencia, así como su acondicionamiento general y por supuesto su salud, y esto lo puede lograr mediante el entrenamiento cardiovascular. Cuando se consigue la puesta a punto de la resistencia, las mejoras en fuerza, velocidad, y técnica son más fáciles de lograr.

Un ejercicio cardiovascular es cualquiera de los que estimulan la actividad del corazón y los pulmones durante un periodo de tiempo.

El ejercicio debe elevar el ritmo cardiaco y establecer una presión en los pulmones y arterias que sea la máxima razonable, la cual es aquella que nos permite mantener cómodamente un ejercicio prolongado.

La clave del progreso mediante el ejercicio cardiovascular está en la utilización del oxígeno por el cuerpo, de la misma manera en que se necesita comida como aporte energético. El oxígeno quema, o metaboliza, la comida que nos provee de las calorías necesarias para cedernos energía. Pero al contrario que en el caso de la comida, el cuerpo no puede almacenar oxígeno y debe reponer constantemente su almacenamiento inspirado y espirando.

Un cuerpo que ha sido entrenado con el ejercicio cardiovascular posee unos pulmones que están acondicionados para procesar más aire con un esfuerzo menor. Durante un trabajo agotador, una persona correctamente acondicionada puede procesar casi el doble de aire por minuto que otra deficientemente preparada. El cuerpo acondicionado, por lo tanto, recibe más oxígeno y por tanto más energía.

De la misma manera, el sistema cardiovascular aumenta su consumo máximo de oxígeno mejorando la eficiencia en los medios de abastecimientos y transporte. Al hacer esto, mejora las condiciones generales del cuerpo, en especial los pulmones, el corazón y los vasos sanguíneos.

El practicante con una buena condición cardiovascular tiene un corazón fuerte y saludable, merced al aumento significativo de la cavidad cardíaca y vascular. El corazón de atleta, relativamente grande, es eficiente en extremo ya que impulsa más sangre en cada latido y con menos fuerza; el número de latidos disminuye en la misma medida en que seguimos entrenando, llegando a bajar fácilmente hasta las 60 pulsaciones por minuto. Si los comparamos con la cifra normal de 70 pulsaciones de una persona sana, o los 80 de una no entrenada en ningún deporte, la diferencia es notoria.

Para darnos cuenta de estas diferencias, multiplicamos los latidos por 60 y nos encontramos con una cifra de 3.600 latidos a la hora, o sea, 86.400 pulsaciones al día en un deportista bien entrenado. Si las comparamos con las 115.200 pulsaciones/día de la persona no entrenada, la diferencia es suficiente para hacernos pensar.

Al cabo de los años, el corazón de un deportista habrá realizado un trabajo tremendamente inferior a la media y por tanto sus esperanzas de vida serán muy superiores, así como su salud en general. Incluso en actividades normales, como son el andar por la habitación, subir escaleras, o escribir, el corazón no acondicionado latirá considerablemente deprisa, ante cualquier actividad.

El tercer gran beneficiado del ejercicio cardiovascular es la mejora en el fluir de la sangre, lo que se entiende por vascularización de los tejidos.

Este es el principal motivo por el cual aumenta nuestra resistencia y se reduce la fatiga muscular, ya que los tejidos se saturan de oxígeno y se eliminan mejor y más rápidamente los productos de desecho.

Básicamente, la vascularización en la persona ejercitada resultará en una mejora de los vasos sanguíneos existentes, lo que tiene como consecuencia una presión sanguínea menor. Esto se debe a que los vasos sanguíneos se hacen más flexibles y además hay menor resistencia al flujo de sangre. Un segundo beneficio es el aumento del suministro de sangre, es decir, la apertura de nuevas rutas para el transporte de sangre productora de energía hasta los tejidos. La persona acondicionada, por tanto, tiene una capacidad de saturación mayor.

El ejercicio cardiovascular de resistencia mejorará el cuerpo en los siguientes aspectos:

1.   Reducción de la grasa corporal.
2.   Aumento del suministro sanguíneo del corazón.

3.   Aumento del volumen sanguíneo impulsado en cada latido.
4.   Aumento de la fuerza de contracción vascular.
5.   Reducción de la presión sanguínea si ésta es elevada.
6.   Aumento en la capacidad funcional de los pulmones durante el esfuerzo físico.
7.   Aumento general de la fuerza muscular y resistencia.
8.   Mejora en el sueño.

Los deportistas con esta buena condición cardiovascular, recibirán muchos beneficios que podrán aplicar a su arte. El entrenamiento se podrá prolongar por más tiempo, a la vez que se disfrutará más de él ya que no habrá sufrimiento físico para realizarlo. El progreso técnico será pues mayor, ya que podremos concentrarnos exclusivamente en perfeccionarlo, olvidándonos de la fatiga y los dolores musculares.

Con una mayor provisión de sangre oxigenada recorriendo el cuerpo, el cerebro permanecerá alerta y los reflejos conservarán la precisión hasta el final del entrenamiento. La pereza no se presentará porque la sangre fresca, productora de energía saturará los tejidos. Al ser eliminados los productos de desecho, el riesgo de lesión que a menudo acompaña la fatiga se reduce al mínimo.

Además, mejora la capacidad de relajación y la tolerancia al estrés de la vida cotidiana mejora sustancialmente.

Con esta mayor capacidad para relajarse se dormirá más profundamente y así se conseguirá una mayor recuperación para los posteriores entrenamientos.

Las actividades consideradas excelentes ejercicios cardiovasculares incluyen el andar, correr, el footing, la natación, el ciclismo y cualquier otra que no implique cambios de ritmo, paradas o musculación acentuada. Lo importante es que la cadencia sea uniforme, mantenida y sin fatiga muscular importante. El oxígeno que inhalamos nos debe bastar para mantener el ejercicio.

Los deportistas que deseen mejorar su resistencia cardiovascular deberán seguir las siguientes pautas:

Frecuencia: De tres a cinco veces por semana.
Duración No menos de diez minutos ni más de sesenta.
Intensidad: Hay que procurar que nuestras pulsaciones no aumenten más del 60% de las que tenemos en reposo. Llegar a cifras mayores indicará que entrábamos en fase anaeróbica.
Precauciones: Nunca agotarse y realizar estiramientos musculares antes y al finalizar.

He aquí una simple fórmula para determinar cuál es la velocidad máxima en nuestras pulsaciones, a la cual no deberemos llegar nunca en el trabajo de resistencia, aunque sí en los ejercicios de velocidad:
A partir de una cifra de 220 para los hombres y 226 para las mujeres, réstale tu edad. El resultado será la cifra máxima alcanzable en situaciones límite.

Es importante no aumentar la intensidad del entrenamiento o la duración demasiado pronto, ya que no se trata de esforzarse al máximo, sino de mantener un ritmo perfectamente tolerable.
Averigua cuál es el mejor lugar de tu cuerpo para tomarle las pulsaciones, ya que en algunos lugares es más perceptible que en otro. Las mejores zonas son la parte posterior de las muñecas (justo debajo del pulgar), en el cuello, sobre la clavícula y a ambos lados de la tráquea.
Inmediatamente de hacer ejercicio, cuenta las pulsaciones en los diez primeros segundos solamente; multiplica este número por seis para obtener el número de pulsaciones al minuto. Cuando hayas comenzado a correr, los primeros días tómate el pulso con bastante frecuencia para que sepas cuál es el ritmo apropiado. Si las pulsaciones no suben pronto aumenta algo la velocidad, pero si suben demasiado, disminuye el ritmo.

Cuando te tomes el pulso procura no pararte o si lo haces que no sea más de seis segundos, ya que es muy importante no detenerse nuca cuando se quiere lograr un buen acondicionamiento en resistencia cardiovascular.

Una vez finalizado el entrenamiento, deberás medirte el pulso justo al terminar para averiguar la capacidad de resistencia al ejercicio, y cuando hayan pasado tres minutos vuélvelo a medir para averiguar la capacidad de recuperación.

Con el paso de los días notarás que las pulsaciones suben cada vez menos y que al pasar a la situación de reposo tus latidos recuperan prontamente las pulsaciones normales. Por supuesto, una prueba final será al día siguiente, momento en el que no deberás tener agujetas ni sensación de cansancio alguno; señal inequívoca de que el entrenamiento se ha ajustado a tus características. Procura siempre entrenar en solitario el acondicionamiento cardiovascular con el fin de no tratar de coger el ritmo de otra persona, el cual por supuesto no tiene por qué ser el más adecuado para ti.

Este tipo de entrenamiento es complementario para cualquier deporte y mediante él mejorarás la ejecución prolongada de ejercicios, y la realización sin fatiga acusada de toda una clase.

Recuerda una vez más, que este acondicionamiento requiere que trabajes sin parar. Al final cuando hayas terminado tu entrenamiento, puedes hacer una pausa y discutir la mejor manera de perfeccionarlo, antes no.

El acondicionamiento de resistencia deberá ser una parte importante, pero sin que esto quiera decir que le demos más importancia de la que tiene, ya que ante todo un deportista debe prestar atención a su acondicionamiento físico general, y sobre todo que esto sirva para un mejor estado de salud.

VELOCIDAD DE DESPLAZAMIENTO

La velocidad es una cualidad que debe estar presente en casi todos los deportes, por diferentes que éstos sean. Así, el futbolista necesitará velocidad para correr detrás del balón, el corredor para llegar a la meta, el lanzador de disco para imprimir fuerza centrífuga y el artista marcial para pegar fuertes y rápidas patadas.

Apenas existen deportes en los cuales la velocidad no sea un factor imprescindible y entre ellos nos podemos encontrar con el culturismo, el yoga, el jugador de golf. Pero aún así necesitarán dedicarle algunos minutos en su entrenamiento si quieren llegar a ser unos deportistas completos. No hay que olvidar también que no solamente la velocidad física es la más importante, sino que también son igualmente importantes la velocidad de respuesta y la velocidad de captación. Estos últimos factores mentales también son susceptibles de entrenamiento.

Siempre se ha dicho que la velocidad es una característica genérica y que poco puede hacer el deportista para mejorarla, lo cual no es cierto en su totalidad. Verdaderamente, cada persona suele tener unas características marcadas por la herencia y es muy difícil luchar contra ellas, pero lo que sí se puede hacer es no poner obstáculos a lo que la naturaleza nos ha dado y tratar de potenciar al máximo nuestras cualidades. Una buena coordinación de los músculos, una adecuada lubricación de la fibra muscular (la grasa es vital en el factor velocidad), un trabajo adecuado en los músculos agonistas, una elasticidad trabajada con detenimiento, así como un buen funcionamiento del sistema nervioso, son los factores más importantes. Haciendo hincapié en algunos de ellos, sabemos que sin una adecuada lubricación en los músculos o las articulaciones, es imposible realizar ejercicios de velocidad ya que el roce molecular nos frenaría el movimiento. Además, una carencia acusada de grasas producirá roturas musculares continuas.

De igual modo, la carencia de vitaminas del grupo B (principalmente B-1) da como resultado una pobreza en las transmisiones nerviosas y poca coordinación muscular.

PRINCIPALES FACTORES QUE INTERVIENEN EN LA VELOCIDAD:

Los músculos

La mayor o menor velocidad en la contracción muscular es lo que permitirá su acortamiento y el movimiento de la palanca correspondiente. La capacidad de la contracción muscular estará condicionada por la longitud de la fibra muscular – cuanto más corta, más rápida será su contracción y un ejemplo de ellos son los músculos de los párpados -, la resistencia a la contracción (determinada principalmente por su estructura), la ausencia de sustancias catabólicas, y en último lugar el tono muscular.
Otros factores igualmente importantes son:
La viscosidad del músculo antes mencionada; la capacidad de extenderse, esto es, la elasticidad; el tamaño de la masa muscular y la estructura genética de sus fibras.

Desglosaré un poco más ampliamente estos factores:

La longitud de los músculos:
De todos es sabido que los individuos bajos son tremendamente veloces en el sprint y los altos más aptos para deportes de largas distancias.
No es lo mismo contraer un músculo que apenas mida unos milímetros, como es el caso de aquellos que mueven los párpados, que mover o contraer el cuádriceps femoral. En este sentido también interviene el peso de la palanca a mover y el total del recorrido, como por ejemplo, la cabeza, la cual al ser muy pesada en relación con los músculos encargados de moverla sus desplazamientos por fuerza son muy lentos. El otro ejemplo lo tenemos en los dedos de las manos, en las cuales

apenas hay zona muscular, estando situado ésta en el antebrazo y además sus músculos son extremadamente largos en relación a ella. Esto podría dar lugar a una lentitud extrema sino fuera porque los movimientos que tienen que realizar los dedos son muy cortos y su peso es muy pequeño con relación a los músculos que le mueven. Una vez más, la naturaleza nos da una buena lección de equilibrio, dotando a nuestro cuerpo de aquello que verdaderamente le es necesario.

El tono de los músculos:
Este es el factor más sujeto a entrenamiento y en el que más podemos incidir, pero hay que tener mucho cuidado en dotar al músculo de unas características longitudinales que le permitan contraerse con rapidez e impedirle que crezca en volumen. El modo de lograr esto es tan sencillo que no se hace necesario complicarse la vida; si queremos velocidad hay que acostumbrar los músculos a que se muevan veloces. Nunca podremos conseguir buenas marcas si los ejercicios de entrenamiento se realizan con lentitud.

La viscosidad:
Aquí nos encontramos con algo olvidado con demasiada frecuencia y en lo que también podemos incidir grandemente. La manía persecutoria a las grasas está produciendo en los deportistas de velocidad un aumento de lesiones, ya que la fibra muscular debe moverse en medio rico en líquidos y grasas, de manera similar al motor de un coche, el cual no solamente necesita aceite para disminuir el roce sino que necesita agua para enfriar este roce inevitable. El cuerpo humano funciona de manera similar y la supresión de grasas, sobre todo aquellas de bajo peso molecular como son las poliinsaturadas, y el beber poco agua, producirá esos desgarros tan frecuentes en pruebas que apenas duran unos segundos, como es el lanzamiento de jabalina o el salto de altura.
Pero no es solamente la ingestión suficiente de grasas y agua (a lo que habría que añadir la vitamina E y la lecitina), lo que

condicionará un movimiento fibroso óptimo, sino que también tendremos que impedir la acumulación de sustancias de deshecho en los músculos, las cuales proceden casi siempre de una alimentación pobre en fibras, sin cuya presencia no se eliminan todos los productos residuales.

La elasticidad:
Implantada cada vez como una disciplina obligatoria en la práctica de todos los deportes, la elasticidad muscular y tendinosa es una cualidad imprescindible en los ejercicios de velocidad. Si tenemos en cuenta que mientras un músculo se contrae su antagonista se estira para permitirle el movimiento y obrar al mismo tiempo de freno, es fácil comprender que si dicho antagonista no posee las cualidades elásticas suficientes dificultará la contractura del músculo que estamos trabajando.
Por este motivo, aunque la preparación física debe realizarse globalmente, se insistirá en la potenciación de los músculos que necesitemos en nuestro deporte y en estirar sus antagonistas. No obstante, también necesitaremos algo los músculos principales ya que una vez contraídos deben conservar rápidamente su longitud y para ello deben ser también elásticos.

El tamaño:
Cuanto más grande sea el músculo más potente, cierto, pero también más pesado para desplazarse. Aunque el volumen de un músculo es un buen elemento para imprimir velocidad, si el tamaño es grande no puede compensar este peso y al final el movimiento se realizará con más lentitud que en el caso contrario, el músculo más pequeño. Lo importante en aquellos deportistas que necesiten generar gran velocidad en corto espacio de tiempo (y la velocidad siempre es una cualidad que solamente podemos ejercer en períodos muy cortos), deberán poner especial cuidado en no aumentar su masa muscular y potenciarla de manera adecuada, como es a partir de ejercicios isométricos, estáticos, movimientos muy rápidos y en el caso de

utilizar pesas, éstas deberán ser de tamaño muy pequeño y movidas a gran velocidad.

La estructura genética:
Desde hace poco se sabe que los músculos tienen dos tipos de fibras, llamadas blancas y rojas, cada una de ellas dotadas para un tipo de ejercicio adecuado. Las rojas o coloradas, presentan una mayor cantidad de núcleos y sarcoplasma, captan muy bien el oxígeno y son capaces de realizar un esfuerzo prolongado, pero a velocidad lenta. Las otras fibras, las blancas, son muy ricas en terminaciones nerviosas y pobres en hemoglobina y hematíes, adecuadas por tanto para ejercicio anaeróbicos y de gran intensidad, como es el caso de cualquier movimiento rápido y de corta duración.

Cuando un atleta ejecuta un movimiento muy rápido lo hace sin oxígeno y para ello tiene unas fibras adecuadas, las cuales no necesitan oxígeno para moverse. Sin embargo, el hecho de que también tengamos fibras rojas que sí lo necesitan, produce un cansancio extremo a los pocos minutos y un débito en oxígeno que hay que cubrir. En el caso contrario, en los ejercicios lentos pero prolongados, las fibras rojas podrían realizar el ejercicio durante mucho tiempo pero serán las blancas las que se agoten, a causa de la gran cantidad de impulsos nerviosos que las llegan. Prueba de ello es la imposibilidad de realizar movimientos veloces después de una prueba de resistencia, ya que las fibras blancas no pueden contraerse nuevamente.

Realizadas diferentes pruebas en deportistas encontraron que los mejores deportistas de larga distancia tenían un 90 por 100 de fibras rojas en sus músculos e incluso más, mientras que esta cantidad se invertía en los corredores de velocidad.
Por este motivo, en las pruebas de velocidad habría que adaptar con preferencia la musculatura y olvidar el sistema cardiopulmonar, ya que éste no tienen una incidencia importante.

El punto de mayor interés estará centrado básicamente en si verdaderamente podremos influir en la cantidad de fibra de uno u otro color o esto es algo genético. Resulta tentadora la idea de poder convertir a un atleta en la persona más veloz del mundo haciéndole aumentar el tamaño de sus fibras blancas, pero esto es algo que no es posible, al menos en gran medida.

Se ha comprobado que las fibras con estructura fibrilar presentan una gran riqueza de fibrillas y son las aptas para ejercicios de velocidad y solamente en este punto se puede incidir mediante el entrenamiento, mejorándolas tanto en cantidad como en calidad. Una vez que las fibrillas se hayan multiplicado y aumentada su capacidad para captar nutrientes, tendremos aumentada en parte la velocidad del individuo.

El otro detalle, más importante que el anterior, se refiere a la inervación nerviosa y sobre ésta poco se puede hacer. Las neuronas que forma uno y otro tejido muscular son diferentes e inamovibles y de ellas depende el buen funcionamiento del estímulo nervioso. A causa de esta diferencia las fibras blancas reciben descargas de hasta 60 segundos de duración y a una velocidad de hasta 120 m/seg, mientras que las rojas apenas alcanzan la cuarta parte de estos valores. En la medida en que aumentamos en grosor una fibra muscular así podremos aumentar la irrigación nerviosa y por tanto su velocidad.

DIFERENTES TIPOS DE VELOCIDAD

Velocidad de traslación

Se pudiera definir como el tiempo invertido en recorrer una distancia determinada. Esta capacidad de desplazamiento dependerá en primer lugar de la amplitud de la zancada la cual está condicionada por los siguientes factores:

a)   Poder de impulsión, o sea, la capacidad de poner en movimiento la actividad muscular.

b)   La longitud de la zancada, en la cual entra como freno el aumento del grosor de la fibra muscular: más grosor, menos velocidad.

c)   La flexibilidad muscular y la elasticidad articular, ya que a mayor flexibilidad mayor velocidad.

En segundo lugar, nos encontramos con la frecuencia en el movimiento, la cual depende a su vez de la fuerza, la flexibilidad y el dominio de la técnica. De todos los factores, el que menos importancia tiene es la flexibilidad y el más importante el dominio de la técnica, pero aún ésta no siempre es imprescindible entrenarla ya que hay muchas personas que sin entrenamiento previo poseen una técnica natural muy perfecta.

Según las pruebas realizadas, es más fácil moverse en sentido horizontal que en el vertical, quizá a causa de la gravedad y mucho más en sentido circular, ya que la práctica totalidad de los movimientos humanos siguen una trayectoria más o menos curva. Las repetidas pausas también frenan la velocidad y este fenómeno se da con frecuencia en los movimientos encadenados de los bailarines y en los ataques de los artistas marciales.

En tercer lugar, aparece la capacidad para mantener una gran velocidad durante el mayor tiempo posible.

En cuarto lugar, la adecuada relajación y contracción neuromuscular y por supuesto la perfecta coordinación de los diferentes músculos, en el sentido de que solamente deberemos poner en acción aquellos músculos involucrados en el movimiento.

Velocidad de reacción

Este concepto es referido al llamado "tiempo latente" en el cual el individuo no reacciona. El deportista debe en primer lugar asumir o notar el estímulo, mandar la orden al cerebro y que este lo distribuya a los músculos previamente acondicionados. No todos los deportistas reaccionan por igual a un estímulo y en este sentido podemos encontrar como mejor preparados a los jugadores de ping pong, a los boxeadores y a los artistas marciales. En cualquiera de ellos podemos encontrar respuestas adecuadas en poco más de 0,05 segundos, mientras que una persona normal tardará 0,27 segundos e incluso más, caso muy frecuente entre los automovilistas poco expertos.

Los estímulos sonoros siempre provocan mejor capacidad de reacción, salvo en los miembros inferiores que tardan algo más en reaccionar.
La capacidad de respuesta visual es muy rápida en los llamados reflejos condicionados o adquiridos, ya que cualquier persona es capaz de cerrar rápidamente sus párpados cuando alguien le pretende tocar el ojo, o bajar las manos hacia sus genitales cuando alguien intenta pegarle una patada. En este campo, la experiencia con otros deportes ha demostrado que la capacidad de reacción instintiva puede mejorarse y programarse de nuevo con un tiempo de aprendizaje suficiente.

Velocidad mental

La capacidad de tomar una decisión en un tiempo corto, como suele ocurrir en el baloncesto (tirar la pelota o pasarla), es más una cualidad de nuestro carácter y en este sentido poco se puede hacer, ya que una persona indecisa poco puede mejorar en este factor tan importante para ciertos deportes. En los juegos colectivos es un factor principal y requiere fuertes y adecuadas motivaciones del entrenador el conseguir que los jugadores no titubeen nunca.
En situaciones críticas alejadas del deporte, el factor mental ocupa el 50 por 100 de la eficacia y así la capacidad de echar a correr o detenerse cuando un coche se nos viene encima, la de responder a un agresor o echar a correr, o la de subir o no al autobús cuando empieza a rodar y se nos escapa, son pruebas suficientes para que podamos valorar nuestra capacidad de reacción. Técnicas adecuadas de concentración mental y

numerosos ensayos nos pueden mejorar esta faceta de nuestro carácter.

La edad suele hacer aumentar este tiempo muerto, siendo la mejor edad para mejorar la capacidad de respuesta a los 16 años. En cuanto a zonas musculares, los músculos flexores son más lentos que los extensores, siendo algunos ejemplos de ellos el bíceps (músculo que recoge el brazo), que es más lento que el tríceps (músculo que extiende el brazo) y el cuádriceps femoral más rápido que el tríceps femoral.

ALGUNOS EJERCICIOS PARA MEJORAR LA VELOCIDAD

1. Tumbados boca abajo en el suelo. A una señal incorporarse rápidamente y correr.

2. Correr rápidamente en un sentido y a una señal correr hacia atrás, sin detenerse.

3. Correr de lado, en forma de cruz y en oblicuo.

4. Poner a varios compañeros en fila y realizar un slalom entre ellos. Esto mismo se puede hacer igualmente con piedras.

5. Correr hacia una pared y detenerse bruscamente antes de llegar.

6. Un compañero nos empuja fuertemente y deberemos recuperar rápidamente el equilibrio.

7. Esconden una mano detrás y cuando la sacan hay que tratar de pegarla.

8. Tiramos un balón hacia arriba y cogerlo. Después lo haremos hacia arriba y al frente.

9. Tiramos el balón en medio de nuestras piernas y lo recogemos.

10. Nos tratan de tirar el balón encima y lo esquivamos.

11. Tiramos una pelota de goma con fuerza y la cogemos.

12. Tumbados boca abajo, tenemos que coger un balón que tiran.

13. Quietos, deberemos correr en las distintas direcciones que nos indiquen.

14. Realizar volteretas y giros, y quedar siempre en la misma posición.

15. Agarramos por la cintura al compañero, el cual tratará de correr. Cuando la tensión sea máxima le soltamos.

CÓMO VALORAR NUESTRA CONDICIÓN FÍSICA

Aunque cada deporte requiere unas aptitudes específicas y la valoración de las cualidades de un atleta debe ser también diferente a otros deportes, sí es posible sin embargo someter a unas pruebas generales a todos ellos, en las cuales veremos las aptitudes generales para el deporte o el ejercicio físico.

Veamos a continuación algunas maneras de valorar nuestras cualidades:

Fuerza:

Además de poder utilizar los aparatos dinamométricos, los cuales al tener numerados los kilos de presión facilitan la lectura de los resultados, las pesas pueden ser la manera más normal de saber nuestra fuerza, pero siempre y cuando no utilicemos trucos musculares que no sean requeridos en las pruebas.

Utilizando zapatos lastrados podremos valorar la fuerza de los extensores y los flexores de la cadera, rodilla y tobillo. Mediante la elevación de pesas desde el suelo hasta superar la cabeza, sabremos la fuerza de las piernas, brazos y tronco.

El lanzamiento de bolas o balones medicinales nos darán la idea de nuestro tren superior conjunto. El salto con los pies juntos en altura o longitud indicarán la fuerza de nuestros gemelos y pies, lo mismo que la elevación del tronco tumbados y con peso adicional nos indicará la fortaleza de los abdominales superiores.

He aquí pruebas que podemos realizar:

1.   Elevación de un peso, bien sea con una o dos manos, con mancuernas o barra con discos, desde el suelo hasta por encima de nuestra cabeza. Se hacen dos intentos y se saca el promedio. Puede realizarse un tercer intento después de un descanso adecuado.

2.   Con un zapato lastrado, realizar elevaciones de pierna bien sea acostados o de pie, pero lentamente y sin bamboleo previo. La pierna podemos subirla bien sea recta o extendiéndola por rodilla, como si de una patada se tratase. Hay que recordar que estamos midiendo la fuerza, por tanto, el peso debe ser considerable y al igual que en el caso anterior no valen las repeticiones.

3.   Sentadilla. Aunque es un ejercicio peligroso para personas poco expertas, sobre todo cuando hacen valoraciones de fuerza máxima, es válido para medir la potencia del tren inferior.

4.   Lanzamiento de peso o balón medicinal. Se realizarán dos pruebas y se mide el promedio de la distancia alcanzada. Con esta prueba averiguaremos la fuerza coordinada del tríceps del brazo y el deltoides.

La velocidad:
Entendemos por velocidad la capacidad de trasladarse de lugar aunque también puede entenderse como la capacidad de reacción.
O sea, el pasar de la inmovilidad al movimiento, como puede ser pegar un puñetazo, esquivar o salir al oír un disparo. Es obvio que la capacidad de reacción a un estímulo puede ser mucho más importante en unos deportes (por ejemplo el sprint), que en otros.
Cuando queremos valorar la velocidad en el desplazamiento debemos hacerlo de manera que no intervenga la resistencia y para ello las pruebas deben ser muy cortas, tanto en tiempo como en distancia.

He aquí algunas pruebas:

1.   Carrera de apenas 25 metros, aunque se puede llegar también a valorar los 50 metros. En la primera interviene más la

capacidad de salida – impulso -, que la velocidad misma, mientras que en la segunda el impulso es menos importante que la zancada posterior.

2.	Se ponen diversos objetos a distancias superiores y hay que recogerlos en el menor tiempo posible.

3.	Para medir la velocidad de reacción, nos ponemos en el suelo y un objeto situado en un lugar alto. A una voz el deportista se tendrá que levantar y cogerlo.

4.	El deportista ahora tratará de golpearnos en una mano que le pondremos cerca y a la altura de los ojos, movimiento que impediremos retirando la mano antes de que pueda llegar a ella.

5.	Otra prueba de velocidad de desplazamiento consistirá en poner varios compañeros separados entre sí y realizar un slalon entre ello, sin tocarlos y en el menor tiempo posible.

La resistencia:
Aunque existen muy diversos tipos de resistencia, entre los que no podemos olvidar la resistencia isométrica, las pruebas que vamos a realizar se referirán exclusivamente a las resistencias aeróbica y anaeróbica. Pero no solamente deberemos valorar la resistencia general, sino que también debemos tener en cuenta la parcial o localizada en un grupo muscular concreto. Cuando queramos saber la resistencia global tendremos que involucrar al mayor número de músculos posibles y cuando queramos averiguar la puramente cardiopulmonar, solamente será necesario establecer un tiempo lo suficientemente largo.

Estas pueden ser algunas pruebas:

1.	Tendidos en el suelo boca arriba elevamos simultáneamente tronco y piernas, a la máxima velocidad y esto será una prueba anaeróbica prácticamente general.

2.   Otra prueba anaeróbica consistirá en dar saltos hacia arriba desde una posición agachada. Así sabremos la resistencia de los músculos gemelos y cuádriceps, principalmente.

3.   Tendidos boca abajo y con los pies sujetos, haremos elevaciones de tronco, con el fin de medir la resistencia lumbar anaeróbica si lo hacemos a la máxima velocidad y la aeróbica si es muy lentamente, con la respiración controlada y pausada.

4.   Tendidos boca abajo, realizar fondos a la máxima velocidad para la resistencia anaeróbica y lentamente para la aeróbica. De esta manera comprobaremos la resistencia del tríceps y el pectoral.

5.   Carrera de apenas 50 metros, con salida después de andar a paso normal. Máxima velocidad para la prueba anaeróbica. Se mide el tiempo tardado. Para la aeróbica se correrá al menos dos kilómetros y se medirán también el tiempo invertido, el cual no deberá ser superior a diez minutos. En el supuesto de que queramos saber la resistencia global, los últimos 200 metros se realizarán a gran velocidad, aunque sin llegar a constituir un sprint. Realizar esta distancia en cinco minutos será una buena marca.

6.   Una prueba anaeróbica mucho más dura será recorrer 300 metros a la máxima velocidad y no invertir más de 45 segundos.

Flexibilidad:
Estas pruebas son fáciles de valorar ya que para ello basta medir el ángulo alcanzado y la posición final lograda, como puede ser el caso de tocarse las rodillas con la cabeza. Una barra agarrada con ambas manos nos ayudará a no engañarnos en las posiciones, lo mismo que tendremos que evitar dar un impulso o realizar rebotes con el cuerpo, ya que las pruebas serían falsas.

Por supuesto no deberemos caer en el error de realizar las pruebas después de un intenso trabajo muscular, ya que el gran calor generado facilita los estiramientos tendinosos y musculares y este mismo calor disimula el dolor, con lo que es posible que alcancemos cotas superiores a las que en realidad tenemos. Unos ligeros movimientos musculares y de lubricación articular es todo lo que se permitirá hacer antes de la prueba.

1.   Cogemos una barra de al menos 1,20 metros y la situación por encima de nuestra cabeza, con los brazos totalmente estirados. No lograr situarla encima de la cabeza es señal de poca elasticidad y los resultados son aceptables en la medida en que la barra traspasa la cabeza hacia atrás.

2.   Otra prueba para medir la elasticidad de los hombros consiste en coger la barra con los brazos totalmente estirados pero en la espalda y tratar de subirla hacia arriba, por supuesto sin inclinar el tronco.

3.   En posición sentada tocar con la cabeza en las rodillas, sin doblar las piernas. Si realizamos esta prueba de pie los resultados serán algo mejores ya que el peso del cuerpo facilita la prueba. Así medimos la flexibilidad de la columna y la parte posterior de la rodilla.

4.   Separación lateral de pierna (spagat). Hay que realizarla agarrados en algún lugar y sin inclinar el tronco hacia delante ni sacar los glúteos.

5.   También se puede realizar tumbados en el suelo y un compañero nos tratará de separar las piernas hasta que aparezca el dolor, momento en que se realizará la medición del ángulo formado. Así medimos la capacidad elongativa de los abductores y la flexibilidad de la articulación de la cadera. Si esta articulación es poco flexible aparecerán dolores en las rodillas antes que en los abductores.

6.   Otra prueba de flexibilidad consiste en tocarse el lóbulo de una oreja, con la mano contraria, pero sin mover en absoluto la cabeza de su posición vertical.

7.　　Para final, agarrarse ambas manos por detrás de la espalda, una por debajo y otra por encima del hombro.

Agilidad:
Esta es una cualidad altamente compleja y quizá es la que con mayor prontitud se pierde, a no ser que se la ejercite. La poca facilidad que tienen las personas mayores para bajar corriendo una escalera es una buena manera de comprobar la pérdida de agilidad. Para ser ágil se necesita tener buena coordinación, capacidad de reacción y control de la estabilidad corporal.
Cualquier deportista deberá por fuerza mejorar su agilidad si quiere alcanzar marcas altas y no existe deporte alguno en el cual no sea importante. Incluso deportes como el culturismo exigen un mínimo de agilidad, sobre todo en las demostraciones de los campeonatos, ya que se ven con demasiada frecuencia culturistas que pierden el equilibrio o la coordinación al realizar sus poses.
Las artes marciales, la gimnasia rítmica o con aparatos, así como toda clase de baile son excelentes maneras de conseguir buena agilidad general.

Algunas pruebas pueden ser estas:

1.　　Utilizar veinte vallas y pasarlas unas por arriba y otras por debajo, sin tocarlas. Esas mismas vallas, situadas en lugares muy dispares nos servirán también para realizar eslalon y saltos muy diversos, los cuales nos obligarán a tener que adoptar continuas variaciones posturales.

2.　　Ser capaces de coger diferentes pelotas de tenis tiradas por diversos compañeros, pero a partir de alturas variadas y con velocidades diferentes.

3.　　Saltar obstáculos de diversa índole, los cuales nos tienen que obligar a saltar alto, bajo, reptar, contornearnos, etc.

4.   Tirar dos palos al aire y cogerlos antes que toquen el suelo.

5.   Trepar y bajar de un árbol en un tiempo mínimo.

6.   Realizar un fuerte salto hacia arriba, caer al suelo rodando sobre sí mismo y quedarse parado secamente conservando la vertical.

Equilibrio:
Aunque está ligado íntimamente a la agilidad, también se puede valorar por separado e incluso mejorar si es necesario. Existen numerosos deportes en los cuales la recuperación del equilibrio después de un movimiento es esencial, si necesitamos continuar una acción, bien sea porque necesitamos continuar moviéndonos o porque se imponga quedarnos quietos, como puede ser el caso de un artista marcial cuando realiza Katas o un deportista de gimnasia rítmica después de recoger un palo o pelota.

Algunas pruebas a realizar pueden ser:

1.   Ponerse en pie sobre una pierna y la otra recogida por detrás de la rodilla. Permanecer el mayor tiempo posible, primero con los ojos abiertos y luego cerrados. Posteriormente, realizar la misma prueba sobre la punta de los dedos e incluso sobre el talón.
2.   Ponerse encima de una barra y tratar de pasarla despacio. Si queremos aumentar la dificultad, la barra será más gruesa pero ligeramente móvil. Pasar por encima con algún salto o permanecer sobre una pierna son también algunas variantes.
3.   Poner los dos pies juntos, saltar a la máxima distancia y caer sobre un solo pie.
4.   Saltar sobre el terreno hacia arriba, dar un giro en el aire y caer perfectamente estables quedando en la misma posición de partida.

LECCIÓN 4

ENTRENAMIENTO CARDIOVASCULAR

La buena salud cardiovascular ha sido determinada como uno de los aspectos más importantes en cualquier programa de entrenamiento. Las técnicas del aeróbic (con oxígeno) y las del anaeróbic (sin oxígeno) han alcanzado un alto nivel de perfeccionamiento. Algunos elementos básicos son esenciales para cualquier programa de entrenamiento si este quiere ser efectivo.

Hay tres elementos básicos que determinan la efectividad de un programa: **Frecuencia, Intensidad y tiempo.**

La intensidad es uno de los factores más importantes y significa solamente hacer trabajar al cuerpo con una carga mayor a la que está acostumbrado. Si los elementos básicos y los requerimientos específicos son cumplidos, el programa de entrenamiento será efectivo. Estos tres elementos determinarán la buena condición en dicho programa.

Esto significa que un deportista puede obtener resultados corriendo, nadando, montando en bicicleta o cualquier otra actividad que desarrolle el cuerpo entero, siendo realizado con intensidad y durante el tiempo necesario.

El secreto de perfeccionamiento está en los tres elementos básicos: frecuencia, intensidad y tiempo.

FRECUENCIA

La frecuencia de un ejercicio se refiere al número de sesiones de ese ejercicio por semana que están incluidas en el programa, con las variantes de intensidad y duración del programa y sin ser considerado el nivel de salud. La mejora en la salud cardiovascular es mayor más arriba de seis sesiones, con mínimos cambios entre cuatro y cinco veces por semana. La frecuencia óptima para todas las intensidades del entrenamiento es cuatro veces por semana y la mínima es de tres veces. La frecuencia del entrenamiento para programas duros debe ser entre tres y cinco días por semana. Algunos estudios muestran alguna mejora cardiovascular con una frecuencia al menos tres días por semana, pero estas mejoras son pequeñas.

INTENSIDAD

En el acondicionamiento físico, el grado con que el individuo trabaja físicamente es una medida de la intensidad de entrenamiento. Puede ser definida como el grado de vigor de alguna fase de un ejercicio –suave, moderado, máximo -, etc. La intensidad de un programa de entrenamiento puede ser determinada por medio de un control del ritmo del corazón. El ritmo del corazón es un camino indirecto de estimación del consumo de oxígeno. Cuanto más alto sea el ritmo del corazón, más grande es la intensidad del ejercicio. Para conseguir y mantener una buena salud cardiorespiratoria, la intensidad de entrenamiento debe estar entre el 60 al 90% del ritmo máximo del corazón, o el 50 al 85% del máximo oxígeno tomado (VO2 máximo).

La INTENSIDAD del entrenamiento debería ser específica al sistema de energía y al deporte practicado. Para el acondicionamiento anaeróbico, la intensidad del trabajo debería ser sobre el 90% de ritmo del corazón. El acondicionamiento aeróbico entre el 60 y el 90% del ritmo del corazón.

Durante la fase preparatoria (aeróbic), una posición de 0 a 2 es la idónea. Durante el ejercicio con el ritmo del corazón de 110 a 150 para la mayoría de la gente será: 3 moderado y 5 duro. El ejercicio es considerado máximo o cerca del máximo cuando se percibe en la persona un esfuerzo de 9 a 10 en la escala, significando que está trabajando anaeróbicamente.

Este método ha sido mostrado para relacionar entre intensidad de ejercicio y oxígeno tomado y ritmo de corazón. Utilizando este método una persona puede valorar el nivel de intensidad sin tener que parar para examinar el ritmo de su corazón. La percepción del esfuerzo determinará si el individuo necesita trabajar más duro o a una intensidad menor para conseguir un acondicionamiento físico adecuado.

TIEMPO

El tiempo o duración de un ejercicio se refiere a la duración en minutos que el propio nivel de intensidad está dictando. El entrenamiento anaeróbico consiste en trabajar a una alta intensidad durante ciertos períodos de tiempo.
El entrenamiento aeróbico es lo contrario: durante largos períodos de tiempo se trabaja a baja intensidad.
La interacción duración sugiere que en una duración de 35-40 minutos con unos niveles de intensidad de 50-70% y 70-90% se producen mejores resultados que empleando menos tiempo (25-35 minutos) al 90 – 100% de intensidad. La duración, además, debería ser adaptada a las necesidades específicas de cada persona.

Escala de Borg
Valoración del esfuerzo percibido

Máximo esfuerzo
10. Muy, muy duro
9.
8.
7. Muy duro
6.
5. Duro
4. Algo duro
3. Moderado
2. Suave
1. Muy Suave
0. Sin esfuerzo

LOS TESTS DE SALUD CARDIOVASCULAR

Un buen número de test se ha hecho para ser empleados de modo directo. Son prácticos, baratos, no consumen mucho tiempo, fáciles de emplear en grandes grupos y son fiables.

Para hacer el test del sistema aeróbico hay que correr rápidamente dos kilómetros o más. Por la facilidad de administración, 2 kilómetros o 2 kilómetros y medio pueden ser usados.

Los individuos deberán recorrer la distancia de 2 kilómetros y medio y tomarán cada uno su medida del tiempo empleado en recorrerla. El objetivo es cubrir la distancia en el menor tiempo posible.

El esfuerzo ha de ser máximo y los individuos han de estar motivados y tener experiencia en correr antes de hacer el test.

El test de correr dos kilómetros es usado por diferentes colegios de educación física y por el Servicio Público Nacional de la Salud.

La máxima resistencia en los tests de carrera se emplea sólo para individuos sanos. El Dr. Cooper sugiere que este test no debe ser practicado por quien no aguante corriendo sin parar 15 minutos. Además debe ser una carrera lenta, después de la carrera se debe volver pausadamente a la calma, caminando unos minutos. Después se seguirá con ejercicios de flexibilidad.

Mientras que la medida de la resistencia del aeróbic sería la velocidad recorrida, la del anaeróbico sería medir cortos sprints a la máxima velocidad.

Se supone que durante los primeros cien metros el sistema que requiere más energía es el anaeróbico. Esto está basado en su comparación con los tests de laboratorio de la resistencia anaeróbica. Aunque algunos factores psicológicos influirán, este tipo de carrera es necesario hacerlo para la evaluación de la resistencia anaeróbica.

ADMINISTRACIÓN O EMPLEO DEL TEST

Correr una distancia

Objetivo:
Medir la máxima capacidad funcional y la resistencia del sistema cardiorespiratorio.

Validez y exactitud: el test de los 2 kilómetros es fiable para la función cardiorespiratoria porque se refiere al máximo oxígeno tomado junto con otros parámetros fisiológicos y proporciona un índice de la capacidad de un individuo para correr distancias. Además, el usuario del test ha de tener en cuenta también otros factores como la corpulencia, eficiencia en correr, madurez, motivación... que pueden afectar al tiempo empleado.
También pueden ser empleados 2 kilómetros y medio de distancia dependiendo de las características del individuo.

Equipamiento:
Los dos tests pueden ser administrados en 400 metros.

Procedimiento:
Correr dos kilómetros en el tiempo más rápido posible. Se puede empezar con una señal.

Tests alternativos:
Para individuos de 13 años y más puede usarse más de dos kilómetros.

Puntuación:
Las carreras de 2 kilómetros y 2 kilómetros y medio se cronometran con la mayor exactitud y se registran en una tabla de puntuaciones.

Objetivo:

Hacer sprint lo más rápidamente posible en una distancia de 100 metros.

Validez y exactitud: Construye validez para la carrera rápida y una exactitud tan alta como 91.

Equipamiento:
Cronómetro con décimas de segundo por corredor; una pista larga para asegurar la integridad de los corredores tras el sprint.

Procedimiento:
Tener 2 personas corriendo al mismo tiempo para que haya competición. Los corredores toman posiciones detrás de la línea de salida. El encargado dará la salida usando ¡preparados!. Al decir ¡ya! el encargado bajará el brazo dando así una señal visual al cronometrador. Este, situado en la línea de llegada, parará el cronómetro cuando el corredor la cruce.

Puntuación:
La puntuación individual es el tiempo empleado por el corredor desde la bajada del brazo del juez hasta cruzar la meta.

Valoración:
25% inaceptable o pobre.
25-50% mínimo o regular.
50-75% aceptable o bueno.
75% óptimo o excelente.

MÉTODOS CONDICIONADOS

Los entrenamientos a intervalos y en circuito son los más empleados en trabajo anaeróbico. Este enterramiento conlleva periodos de trabajo muy intenso y periodos de recuperación activa.

Para la mejora anaeróbica, los periodos de ejercicios deben estar entre 5-60 segundos al 90% de ritmo del corazón, seguido por un período de ejercicio suave al 60% como máximo de ritmo cardíaco y recuperación entre 15 segundos a 5 minutos.

En el entrenamiento en circuito, el individuo pasa de un ejercicio a otro de acuerdo a un plan establecido. La medida de la capacidad anaeróbica se puede comprobar controlando la intensidad de trabajo en pasar de una estación a otra.

El circuito debe constar entre 6 a 15 estaciones, empleándose de 5 a 20 minutos para complementarlo. Para pasar de una estación a otra han de emplearse tan solo 15 a 20 segundos.

Bloqueos, patadas y golpes son excelentes ejercicios para el acondicionamiento anaeróbico en circuito.

EJEMPLO

Estación 1: Saco pesado (patadas)
Estación 2: Flexiones (abdominales)
Estación 3: Patadas a saco ligero
Estación 4: Ejercicios de bloqueo
Estación 5: Libre
Estación 6: Elasticidad parte superior del cuerpo.
Estación 7: Ejercicios manos abiertas.
Estación 8: Saltar a la cuerda
Estación 9: Ejercicios manos cerradas.
Estación 10: Elasticidad de piernas.

Cada estación será trabajada durante 60 segundos al máximo, a un 9-10 en la escala con 15 segundos restados para cambiar de estación, pero continuando siempre en el orden de las estaciones. Una vuelta al circuito puede ser suficiente. Para principiantes, hacer 2 veces el recorrido estando 30 segundos en cada estación y empleando 15 segundos en el cambio.

Los métodos de entrenamiento para el desarrollo del sistema de oxígeno incluyen lentas carreras. Son carreras lentas y de larga distancia para la resistencia aeróbica.

Deben ser lo suficientemente largas como para llevar el ritmo cardíaco al 70-75% de la reserva o al 80-85% del máximo. La técnica básica de desarrollo de la salud aeróbica es baja intensidad y actividad continuada, en periodos de 5 o más minutos.

La duración de la actividad es incrementada progresivamente a 10-20 minutos, dependiendo del deporte. Excepto el Tai chi, hay muchos deportes que desarrollan sus actividades despacio y con larga duración. De cualquier forma, es importante que el individuo compagine entrenamiento con actividad aeróbica.

LA FRECUENCIA DEL PULSO

La disminución de la frecuencia del pulso que se comprueba, sobre todo, en el entrenamiento de resistencia es conocida desde hace mucho y ha sido descrita como el primer síntoma de una circulación entrenada. De acuerdo con nuestras investigaciones en deportistas de resistencia, la frecuencia del pulso en buen estado de entrenamiento es casi siempre inferior a las 50 pulsaciones por minuto. Las 40 pulsaciones por minuto, aunque inferiores a estas ya es raro que se den. Se conoce un caso de un corredor de resistencia que tenía 32 y un ritmo normal en el electrocardiograma. La causa de esta disminución, igual que los otros fenómenos de adaptación, ha de atribuirse a la adaptación vagotónica o, mejor dicho, el trofismo de la circulación de reposo.

Esa reducción del número de latidos surte un efecto muy beneficioso sobre el trabajo cardíaco. En experimentos con animales se pudo demostrar que una reducción del número de latidos disminuye la demanda de oxígeno del miocardio, permaneciendo igual el desarrollo de energía.

Además, el tiempo de tensión, el tiempo de expulsión y la duración de la diástole del corazón entrenado con baja frecuencia del pulso, se prolonga cuando el mismo se halla en reposo.

La prolongación de la duración de la diástole con baja frecuencia ofrece la ventaja de una mayor irrigación del miocardio. Durante la sístole, el paso de la sangre por los capilares del músculo cardíaco está cerrado porque el engrosamiento del músculo, causado por la contracción, oprime el lecho capilar.

Por lo tanto, la prolongada diástole es muy beneficiosa para la recuperación y mediante la suficiente irrigación sanguínea mejora el metabolismo cardíaco.

Todo trabajo físico aumenta el número de latidos. Ya los primeros latidos, inmediatamente después de iniciarse el trabajo, permiten reconocer el aumento de la frecuencia.

Con un rendimiento estable, al comienzo del trabajo el ritmo de pulso aumenta rápidamente y finalmente se ajusta el nivel adecuado al esfuerzo. Este se conserva mientras dure el rendimiento.

Un comportamiento similar tiene el consumo de oxígeno. En el deportista la frecuencia del pulso para un mismo rendimiento y para el mismo consumo de oxígeno es más baja; ello se debe a que la regula principalmente aumentando el volumen sistólico.

Según las investigaciones de numerosos autores, podemos suponer que entre la intensidad del trabajo y el aumento de frecuencia del corazón existen relaciones lineales que sólo con muy grandes esfuerzos se borran.

Esto se explica porque es muy probable que la frecuencia del pulso sea controlada también por metabolitos de la musculatura y, sobre todo, por el contenido de fosfatos energéticos.

Dentro de la amplitud del rendimiento, la absorción de oxígeno y la frecuencia del pulso permanecen aproximadamente iguales y los fosfatos energéticos disminuyen en comparación con el valor inicial; pero se ajustan a un nivel más bajo y se mantienen en equilibrio porque el suministro y la demanda de energía son aproximadamente iguales. Entonces, cuanto mayor sea el esfuerzo, menores serán los fosfatos energéticos y por lo tanto, más alta la frecuencia del pulso.

En ello desempeña también su papel, por supuesto, el volumen sistólico, y por ende el tamaño del corazón. Las frecuencias absolutas más altas las encontramos en los corazones muy pequeños. Así, en los adolescentes, en condiciones de máxima vitalidad, la frecuencia es no pocas veces superior a 220 pulsaciones por minuto. En los adultos no entrenados los valores superiores a 200 son raros, y en los entrenados encontramos sólo excepcionalmente y con cargas máximas frecuencias superiores a 200.

Para apreciar esas frecuencias máximas hay que tener presente que existe ciertas relaciones entre el espesor de la fibra miocárdica y el ritmo cardiaco. Cuanto más pequeña sea la fibra miocárdica, tanto más elevado es el número de pulsaciones que ese corazón puede alcanzar sin perjudicarse. No obstante, es seguro que en los adultos las frecuencias que sobrepasan los 180 latidos por minuto son relativamente antieconómicas por el mal rendimiento que tiene el corazón en ese caso. Según ciertas investigaciones, un aumento de la frecuencia condiciona un muy considerable aumento del consumo de oxígeno y, por tanto, una disminución de la economía metabólica en el miocardio. Por eso, en el deporte bien entrenado, el número de latidos durante el esfuerzo es menor que el no entrenado para un mismo rendimiento; ello se debe a que trabaja con la regulación económica del volumen sistólico.

Gracias a las nuevas posibilidades de medición (telemetría), estamos mucho mejor informados sobre las frecuencias cardiacas bajo esfuerzo. Así, pudimos comprobar que en el entrenamiento las frecuencias de 170 a 190 latidos por minuto pueden mantenerse, en parte, durante mucho tiempo. Esas mediciones se hicieron en corredores, ciclistas y otros deportistas. Es interesante saber que también con rendimientos muy breves, como la carrera de 100 y 200 metros, aparecen frecuencias cardiacas de 190 y 200 latidos por minuto; ello no tiene mucho sentido en cuanto al suministro de oxígeno pues ese rendimiento circulatorio no se aprovecha durante el esfuerzo. En vista de la teoría antes expuesta, tendremos que interpretar que con los esfuerzos máximos las sustancias energéticas se gastan muy rápidamente; ello constituye un fuerte estímulo para el incremento del pulso y para el aumento de volumen minuto. Esto permite disponer de suficiente oxígeno en la fase de recuperación como para restituir rápidamente los fosfatos energéticos en la fibra muscular.

Las altas frecuencias del pulso bajo cargas psíquicas, como las observadas en paracaidistas y esquiadores, obedecen a otras causas. En estos casos, el aumento de la frecuencia del pulso es consecuencia de las influencias vegetativas.

En resumidas cuentas, podemos deducir por los resultados obtenidos en deportistas de alto rendimiento, que las frecuencias superiores a 160 latidos por minuto durante un tiempo prolongado son necesarias para la adaptación, y nosotros opinamos que una prolongada duración del estímulo (media hora, una hora y más) con gran intensidad (más de 150 pulsaciones) es la causa del mejoramiento del rendimiento de resistencia. Aún con frecuencias de 190 pulsaciones y con 350 vatios en el cicloergómetro no se pudieron demostrar consecuencias perjudiciales. Es cierto, no obstante, que con frecuencias superiores a 200 pulsaciones el trabajo del corazón era antieconómico.

Además, para apreciar la máxima frecuencia del pulso, hay que considerar la edad del sujeto. Ya dijimos que los adolescentes pueden alcanzar frecuencias de 220 pulsaciones sin perjuicio alguno. Con la edad la frecuencia máxima que puede alcanzarse sin riesgo alguno disminuye. Como regla general se considera 180, menos el número de años, con nivel de carga máxima. En esa baja frecuencia del pulso en las personas mayores ha de verse una función protectora contra la carencia de oxígeno en el miocardio.

Es importante para apreciar los rendimientos previos la observación del pulso de recuperación.

Con un rendimiento normal, por debajo de la capacidad de rendimiento de resistencia, la frecuencia del pulso vuelve muy rápidamente a su valor inicial. En cambio, si se ejecutó un trabajo por encima de dicha capacidad, el descenso de la frecuencia es mucho más lento y el pulso sigue acelerado durante mucho tiempo. La frecuencia es tanto mayor cuanto mayor sea la fatiga producida por el rendimiento previo.

Resumiendo, podemos dejar constancia de que la frecuencia del pulso en reposo de los sujetos entrenados es menor que en los no entrenados. También bajo esfuerzo, las frecuencias del deportista entrenado son considerablemente menores, para el mismo rendimiento, a las del no entrenado. Esto se consigue gracias a un elevado volumen sistólico. Este a su vez, requiere un corazón dilatado. Las investigaciones de los últimos años demostraron que los mejores deportistas de resistencia tenían los corazones más grandes y las frecuencias más bajas en estado de reposo y bajo esfuerzo. De todas estas investigaciones se desprende que la menor frecuencia constituye una adaptación favorable que desempeña un papel decisivo en el conjunto de los procesos del corazón y circulación.

Además, sabemos hoy que las personas menores de 35 años toleran frecuencias cardiacas de 180 a 190 latidos por minuto, aún durante varias horas, sin sufrir daño, al menos a corto plazo. Los auténticos procesos de adaptación para la formación de un corazón hipertrofiado con las correspondientes elevaciones de la capacidad de rendimiento de resistencia, requieren un entrenamiento de 150 pulsaciones y más por minuto. Pero incluso con un entrenamiento con frecuencias inferiores a 150, se obtiene un aumento del rendimiento por economización del trabajo cardiaco en virtud de un mejor control vegetativo.

Frecuencia máxima del pulso bajo máximo entrenamiento en personas de distintas edades.

Edad + 50	10-14	17-20	21-30	31-40	41-50
Varones 130-140	220	200	180	160-170	140
Mujeres	220	190	170	150- 140	130

PRESCRIPCIÓN DEL EJERCICIO

No hay programa general para todo el mundo. Para planificar tu programa de ejercicio cardiovascular has de tener en cuenta tus propias necesidades e intereses. Hay 5 pasos que deben conocer como objetivos:

1.   Evaluar tu actual nivel de salud cardiovascular y tu resistencia aeróbica y anaeróbica.

2.   Decidir qué actividad construirá tu sistema cardiovascular. Construir el área débil y mantener el área fuerte.

3.   Escribe tu programa. Haz una programación semanal.

4.   Hazlo. La regularidad es una de las llaves del éxito de una programación.

5.   Periódicamente modifica tu programa. Evalúate a ti mismo.

LECCIÓN 5

BIOMECÁNICA DEL EJERCICIO

Es un sentido a la vez frustrante que llena de confusión; cuando llega el momento de la competición, uno visualiza cómo va a realizar cada movimiento y hasta en qué punto debe respirar para aprovechar al máximo toda su energía y obtener así los mejores resultados, pero llegado el momento real algo ocurre para que las cosas no salgan como tenía previsto.

¿Qué es lo que permite a algunos atletas, luchadores, o cualquier tipo de practicante, iniciar un movimiento y completar la respuesta más rápido que un relámpago, mientras que otros individuos menos consumados, no podrían bloquear un apretón de manos?

Esta ha sido una pregunta largo tiempo planteada y puede ser contestada en parte, mediante el término "tiempo de respuesta".

En el área de las ciencias deportivas, el primer experimentado asociado con el tiempo de respuesta puede ser datado en 1850, aunque su importancia para la ejecución ha sido reconocida desde hace muy poco.

Los practicantes de deportes de alta velocidad no necesitan estar instruidos sobre el beneficio de desarrollar lo que, en el pasado, se llamaban reflejos rápidos y velocidad de movimiento, ya que en sus entrenamientos se ven casi obligados a desarrollar cualquier información sobre este asunto.

Desde tiempo inmemorial ha habido varias creencias respecto al desarrollo del funcionamiento humano; algunas de ellas han sido exactas y otras no se han sostenido a pesar de sus buenas intenciones.

La búsqueda o la averiguación científica, en el campo de las ciencias deportivas, puede ser inestimable para aquellos que se entrenan para un funcionamiento óptimo, pero nuestro propósito es difundir lo que es más considerado el conocimiento más actual sobre tiempo de respuesta y una técnica que pueda mejorarlo.

Tiempo de respuesta

Es un término global que se usa para describir el tiempo transcurrido entre la aparición de un estímulo, sea auditivo, visual, táctil (o cualquier combinación de estos), y la realización de una tarea simple o compleja. Puede ser dividido en varios componentes discretos que han sido identificados y cuyas definiciones han sido precisadas con la ayuda de sofisticada instrumentación electrónica, que permite la monitorización de diversos hechos bioeléctricos neuromusculares. Cada uno de estos componentes, entre sí, puede ser considerado como una cualidad separada y específicamente entrenable que puede mejorar la calidad del tiempo de respuesta.

El tiempo de respuesta está especialmente compuesto de dos laxos de tiempo separados:

El tiempo de reacción y el tiempo de movimiento. Estos tiempos son el resultado de retrasos químicos, eléctricos y mecánicos que se requieren para llevar a cabo las apropiadas conexiones en el sistema neuromuscular. El tiempo de reacción, por su parte, puede ser dividido en dos componentes básicos: el tiempo de reacción premotora y el tiempo de reacción motora. El hecho físico que está realmente relacionado con la separación de estos dos laxos, es la actividad eléctrica de los músculos y nervios. Los acontecimientos eléctricos ocurren debido a las respuestas químicas del cuerpo a los estímulos y siempre que un músculo se contrae hay una señal eléctrica resultante, una señal electromiográfica medida en milivoltios que puede ser monitorizada. Estas señales son indicadoras de la actividad muscular, la intensidad de la actividad y en algunos casos son un reflejo de la fuerza externa producida por el músculo.
El tiempo de reacción premotora comienza cuando un individuo recibe un estímulo para el cual se necesita una respuesta física

de algún tipo. Entonces una serie de acontecimientos a niveles de la médula y del cerebro ocurren antes de que la respuesta llegue al músculo y causen un cambio en la señal electromiográfica y un movimiento subsiguiente.

El tiempo de reacción premotora está por su parte dividido en laxus que representan diferentes entradas y salidas en el cerebro mismo. Con más precisión, es el tiempo transcurrido desde un estímulo hasta el cambio en la señal electromiográfica en la musculatura correspondiente.

Hay otro tipo de retraso desde el momento en que ocurre un cambio en la señal electromiográfica, hasta que el músculo realmente se comprime y causa un movimiento.

Este es el tiempo de reacción motora y es un retraso mecánico relacionado con las características elásticas del músculo y el tejido de conexión, que debe ser superado antes de que pueda ocurrir el movimiento. En otras palabras, la inactividad deber ser superada.

El tiempo de movimiento es el componente del tiempo de respuesta que variará de acuerdo con las actividades. Representa el tiempo transcurrido desde el movimiento inicial, donde acaba el tiempo de reacción motora, hasta la finalización de la tarea implicada. El tiempo de movimiento, evidentemente relacionado con la complejidad de la tarea, depende de la capacidad inherente del tejido muscular para contraerse o distenderse rápidamente.

El uso de patrones de movimiento eficaces y varias técnicas de entrenamiento, se supuso en el pasado que lo mejoraba. Realmente estos métodos son útiles para desarrollar la potencia individual, pero no puede variar significativamente el mecanismo neuromuscular de la contracción, que parece ser una característica del tipo de fibra muscular dotada por la herencia.

Hay dos tipos de fibras musculares en el músculo humano. Cada una de ellas poseen propiedades histoquímicas y contráctiles características. Las fibras de músculo de contracción rápida son capaces de contracciones veloces, pero no pueden sostener tales contracciones durante un período prolongado. Las fibras de contracción lenta son capaces de contracciones prolongadas, pero no poseen la velocidad contráctil de las fibras rápidas.

Cada tipo de fibra utiliza un diferente combustible metabólico y produce como resultado diferentes tipos de productos de desgaste durante el curso de la contracción. Estos tipos de fibras y sus propiedades, eran antaño considerados fijos, o sea inalterable. Últimamente, sin embargo, se han investigado nuevas técnicas que son capaces de alterar el modo en que funcionan los nervios y los músculos. Estas técnicas se han mostrado efectivas cuando se utilizan para mejorar el tiempo de respuesta y sus componentes.

Evidentemente el concepto de tiempo de respuesta ha llegado a ser muy preciso y es necesario entender lo que representan los componentes para que los entrenamientos individuales y las técnicas puedan ser evaluados adecuadamente. Algunos acontecimientos no requieren niveles de buen entrenamiento en todos los componentes. Los levantadores de pesas (por ejemplo) no requieren de lo que se llama velocidad de percepción y que es análoga al tiempo de reacción premotora, mientras que otras actividades puede que no requieran un tiempo de movimiento extremadamente rápido. Cualquier practicante de deportes de velocidad sin embargo, necesita niveles óptimos para el tiempo de reacción motora y para el tiempo de movimiento. Un golpe que no es percibido no puede ser respondido a tiempo para prevenir el impacto y además uno no puede mover una parte del cuerpo a la velocidad necesaria para interceptar una ofensiva. La pronta detección del golpe puede servir más como una fuente de inhibición que como un mecanismo de protección.

En 1981 otras investigaciones indicaban que la acupuntura eléctrica altera la química del cuerpo y excita el sistema de defensas del cuerpo. Un estudio acabado de completar en un laboratorio de investigaciones bioquímicas estudiaba los efectos de la estimulación eléctrica sobre el componente del tiempo de reacción motora y los hallazgos proporcionaron datos que tiene directa aplicación a los deportes de velocidad.

Por ejemplo: el tiempo de reacción premotora es un parámetro que en esencia tiene una capacidad limitada para el mejoramiento bajo situaciones normales. Se ha demostrado que está influenciado por variable tales como la edad, el sexo, los patrones de actividad, el conjunto mental de respuestas y otros factores. Se puede decir que uno puede mejorar su tiempo de reacción premotora entrenándose de modos específicos y prescritos, muchos de los cuales se utilizan hoy en atletismo. Sin embargo, se debe recordar que hay un límite al grado al cual el tiempo de reacción premotora puede ser mejorado por tales métodos convencionales, debido a las características neurofisiológicas determinadas genéticamente, que antes hemos mencionado.

El tiempo de movimiento es otro componente que sería entrenado separadamente con la finalidad de beneficiar el tiempo de respuesta global. De nuevo considerado el tiempo de movimiento como una característica gobernada por los datos electroquímicos – mecánicos de cada músculo, se puede decir que hay un punto que el decrecimiento del tiempo de movimiento ya no es posible por métodos de entrenamiento convencionales. Debería advertirse que el tiempo de reacción motora es un parámetro que en este tiempo elude métodos objetivos para su modificación. En una investigación se demostró que el tiempo de reacción motora no se altera por estimulación eléctrica y más recientemente se consiguió saber que la estimulación eléctrica tiene como resultado cambios insignificantes en este parámetro.

LA FUERZA

En la práctica deportiva se emplean muchos métodos encaminados a desarrollar una determinada clase de fuerza. Dichos métodos difieren entre sí en los siguientes elementos:

93

1. Objetivos
2. Magnitud de la fuerza
3. Número de ejercicios
4. Número de repeticiones
5. Número de series
6. Duración de las pausas entre series
7. Ritmo de los ejercicios realizados

1. – Objetivos
Nos señalan dónde debemos llegar los deportistas con la preparación física. Deben ser factibles de alcanzar, pero no tan fáciles que nos lleven a un trabajo mediocre.

1. Magnitud de la carga
Según el trabajo que realicemos, emplearemos el tanto por ciento de fuerza máxima. Esta se mide después de calentar previamente y elevando el máximo peso posible una sola vez.
Esta misma valoración máxima se puede hacer en la carrera, midiendo el tiempo empleado corriendo una sola vez al máximo de nuestras posibilidades.

2. Número de ejercicios
Su número estará en función del tiempo disponible por sesión de trabajo, la edad de los deportistas y de los ejercicios que integran el plan.
A más tiempo disponible, mayores posibilidades de aumentar un cierto volumen de trabajo por sesión, lo cual se consigue aumentando los ejercicios.
La cantidad de ejercicios podrá ser mayor si estos son a manos libres; en cambio si son realizados con pesas disminuyen.

3. Número de repeticiones
El número de repeticiones por ejercicio depende de la intensidad del ejercicio y, como vimos anteriormente, existen varias teorías

al respecto. Cuanto mayor sea el número de repeticiones dentro de una serie. Menor ha de ser la intensidad de la carga.

De la experiencia en la práctica deportiva y de los datos procedentes de experimentos, se desprende que la diferente cantidad de repeticiones en una mima serie, ejerce la hipertrofia de los músculos. Este incremento es insignificante con 1 – 2 repeticiones y aumenta a medida que asciende el número alcanzando su valor máximo en los casos de las series compuestas de 8 a 12 repeticiones.

4. Número de series

Este elemento propio del método de desarrollo de la fuerza muscular suele fijarse según el nivel de preparación del deportista concreto. El número de series no debe sobrepasar del 60 al 70 por ciento de aquel número de series que el deportista podría ejecutar durante un entrenamiento conservando la intensidad del ejercicio, lo cual puede determinarse realizando cada tres o cuatro semanas unas pruebas que permitan obtener el número máximo de series que puedan ejecutarse.

5. Duración de las pausas entre series

Durante el desarrollo de la resistencia, dicha duración será corta; al fomentar la fuerza explosiva las pausas serán más largas.

En los ejercicios a manos libres para fuerza y flexibilidad suele ser muy pequeña, apenas unos segundos. Con pesas fluctúa entre uno y cinco minutos dependiendo si es fuerza pura, potencia o fuerza – resistencia.

De acortar las pausas de descanso, aumentamos simultáneamente el desarrollo de la fuerza y el aumento de la resistencia. Sin embargo, aumentando el peso y dejando sin modificar el número de series y el tiempo de duración de las pausas entre ellas, contribuimos al desarrollo de la fuerza.

6. Ritmo de los ejercicios

Para obtener fuerza pura el ritmo es lento, si queremos trabajar fuerza – resistencia, el ritmo será mediano y en el caso de potencia el ritmo será rápido.

METODOLOGÍA DE LA RESPIRACIÓN

- Inspiración profunda antes del movimiento.
- Ejecución.
- Espiración.

Esto puede utilizarse bloqueando la respiración en la ejecución para trabajar fuerza o acompañándola cogiendo aire al relajar y soltándolo al realizar el esfuerzo para potencia y fuerza – resistencia.

El plan concreto de formación de fuerza, elaborado de cara al entrenamiento, debe constituir un todo integral que considere todos los elementos metodológicos tratados aquí.

MEJORANDO NUESTRA FUERZA

El concepto del desarrollo de la fuerza se basa sobre la idea de que cuando el cuerpo queda agotado, especialmente en lo relativo al sistema muscular, se reconstruye a sí mismo y en el proceso de arreglo y restauración necesita un adecuado descanso, las fibras musculares se reparan y restauran y como resultado se hacen más fuertes y grandes.

Esta es la razón por la que los culturistas trabajan intensamente determinado grupo de músculos, y entonces descansan durante un día para repetir después el mismo trabajo. El día de descanso le dará al cuerpo la oportunidad de recuperarse del intenso trabajo del día anterior. Si uno se entusiasma excesivamente y trabaja vigorosamente con las pesas todos los días, descubrirá que su energía se agota, su fuerza se termina y experimenta una sensación global de fatiga. Con el descanso apropiado, sin embargo, el practicante puede experimentar mejorar semana a semana, siempre y cuando las sesiones de entrenamiento requieran un mínimo esfuerzo.

Para experimentar los mayores beneficios del entrenamiento avanzado de la fuerza, lo mejor es trabajar consistente y progresivamente a medida en que el cuerpo va aumentando su fortalecimiento. Cada uno debe decidir cuándo es bastante y cuándo no es aún suficiente.

Aquellos que no exijan un máximo esfuerzo a sus músculos no experimentará mejoras, y los que excedan las capacidades de su cuerpo disiparán la fuerza vital y la energía. Es cuestión de equilibrio.

Al contemplar a uno de los grandes levantadores rusos elevando un peso de más de 400 libras sobre su cabeza en un campeonato de halterofilia, un espectador se volvió hacia un amigo y le dijo: "la verdad es que no me haría nada feliz que ese tipo me golpeara en una pelea". Aunque la fuerza del gran levantador ruso para elevar las pesas es impresionante, no significa necesariamente que su fuerza para golpear también lo sea. El espectador confunde la fuerza de empuje con la fuerza de golpeo. No son iguales. Por este motivo hay que hacer diferencia entre la fuerza de empuje como "fuerza muerta" y a la fuerza de golpeo como "fuerza viva".

Para recibir el mayor beneficio del entrenamiento avanzado con pesas (con ejercicios de resistencia progresiva), hay que conocer esta distinción y asegurarse de incluir estiramiento y ejercicios de flexibilidad y velocidad en la rutina. La fuerza viva depende de la velocidad y la rapidez – la fuerza muscular o fuerza bruta es algo secundario -. La fuerza muerta se utiliza en el levantamiento, donde la fuerza y el tamaño muscular adquieren gran importancia. Sin embargo, el practicante que tenga fuerza, junto a su flexibilidad y velocidad, será sin duda un oponente formidable.

El tamaño de los músculos comúnmente es asociado con la fortaleza. De hecho, la circunferencia de un músculo tiene poco que ver con la verdadera fuerza, pero la longitud del músculo sí afecta el grado de fortalecimiento. La razón de esto se basa en la fisiología. Hay ciertos niveles de movimiento que le resultarán más fáciles al practicante que otros.

Por ejemplo, en la flexión frontal de bíceps con barra, el nivel más difícil está en la primera mitad del movimiento. Una vez que los brazos han sobrepasado el punto medio, es fácil impulsar el peso para completar el ejercicio.

La fortaleza está determinada por la habilidad de los músculos para hacer frente a la resistencia opuesta en todo su recorrido, desde la contracción a la retracción. La longitud del músculo, mejor que el tamaño o circunferencia, determina los efectos de la resistencia. Cuanto más largo sea el vientre muscular, mayor potencial tiene para aumentar su masa muscular para un ulterior fortalecimiento o crecimiento. Este es el motivo por el que debes, en cada sesión de entrenamiento, trabajar los ejercicios en su recorrido más amplio para estirar la fibra muscular y conseguir una máxima flexibilidad.

Los movimientos cortos e intensos con grandes pesos puede que aumenten el tamaño del músculo, pero no producirán el desarrollo deseado que ofrecen los movimientos de amplio recorrido.

Teniendo presente este principio, el practicante que elija los ejercicios de resistencia progresiva, como ejercicio suplementario (lo que llamamos entrenamiento avanzado de fuerza), descubrirá el mejor programa para el desarrollo de la fuerza muscular.

El entrenamiento con pesas incluye dos movimientos distintos. Cuando el movimiento implica elevar los pesos, es conocido como resistencia pasiva. Cuando el peso desciende se conoce como resistencia negativa.

Hasta hace poco, la mayor parte del énfasis se ponía en movimiento positivo - ir en contra de la gravedad –. Por ejemplo, en la flexión frontal de bíceps con barra, el movimiento positivo se produce al elevar la barra, pero frecuentemente el levantador hace descender la barra bastante deprisa, relajándose en la fase descendente del movimiento.

Con la llegada de las máquinas nautilus, se ha puesto en juego la importancia de los movimientos negativos. Pueden alcanzarse dimensiones adicionales al concentrarse en la parte negativa del ejercicio. Para el deportista que busca desarrollar su fuerza explosiva, es importante desarrollar el sistema muscular en ambas direcciones. La concentración sobre los movimientos descendentes además de sobre los ascendentes, es necesaria en los ejercicios.

Para comprender qué músculo o músculos intervienen en una técnica específica, sigue el recorrido de la técnica y siente qué músculos se contraen cuando la ejecutas. Por ejemplo, inténtalo con un puñetazo atrasado. Empuja contra una pared y siente cuando los músculos se contraen cuando ejerces presión sobre el puñetazo. Descubrirás que la muñeca, los pectorales, los deltoides y los dorsales intervienen todos en ese puñetazo. Para desarrollar fuerza en ese puñetazo en particular, debes concentrarse en el pecho, hombros, dorsales y músculos de la espalda en tus ejercicios. El levantamiento en banco, levantamiento militar, y los ejercicios de remo y de antebrazo, son ejercicios suplementarios excelentes para desarrollar la fuerza en el puñetazo atrasado.

En un programa de entrenamiento de la fuerza, es bueno concentrarse en una rutina de desarrollo general para fortalecer los principales músculos del cuerpo. Por lo general, la mayoría de los músculos intervienen en cualquier técnica. Sin embargo algunos son más importantes que otros en la ejecución.

Una vez que has ideado un programa general, puedes seleccionar ejercicios específicos para necesidades específicas y añadirlos al programa general. Los ejercicios de fortalecimiento (entrenamiento con pesas), deben equilibrarse con los ejercicios de flexibilidad (estiramiento) y viceversa. Excederse en uno u otro sentido sólo da un desarrollo unidimensional.

Para lograr efectos notorios en el mejoramiento muscular hay que aplicar un mínimo del 30% de la fuerza disponible, pero sin que sobrepasemos el 70% ya que entonces también puede haber regresión.

Mantener durante un tiempo mínimo de 20 segundos el esfuerzo será la condición indispensable para mejorar, pero cuando hagamos esfuerzos máximos no es prudente que sean superiores a los cinco segundos.

La frecuencia con la que hagamos el ejercicio es pues un factor tan importante (a mi modo de entender el más importante), como la carga a la que sometemos al músculo y la mayoría de las veces será más interesante repetir cinco veces un esfuerzo del 70% de nuestra fuerza, que dos veces al 80%. Estudios realizados con los atletas olímpicos han dejado las cosas claras en este sentido: es mucho más positivo entrenar durante varias veces al día al 60% de nuestras posibilidades, que al 80% en una hora diaria. La repetición continuada de un ejercicio moderado, respetando las pausas necesarias para la recuperación del individuo, se ha demostrado como mucho más eficaz que los esfuerzos máximos a los que tan habituados están muchos entrenadores.

En cuestión de sexos se hace imperativo no someter nunca al mismo entrenamiento a hombres y mujeres, ya que aparte de la diferencia en masa muscular de ambos (36% y 42%) y las posibilidades en la mejora, nos indican que también en la frecuencia del entrenamiento hay que establecer diferencias, no sometiendo a las mujeres a un entrenamiento superior a los 4 días seguidos, mientras que en el hombre se puede llegar hasta los seis.

LECCIÓN 6

ENTRENAMIENTO ISOTÓNICO

El programa de ejercicios isotónicos se lleva a cabo por parejas. Los participantes utilizan un método de resistencia contra una serie fija de movimientos. El compañero que resiste actúa como un espejo durante el ejercicio respondiendo a la fuerza con fuerza y al movimiento con otro movimiento opuesto. Básicamente, el compañero que opone resistencia sólo trata de oponer la suficiente fuerza en sentido negativo para que haga un buen ejercicio.

Esencialmente, los ejercicios isotónicos hacen trabajar los músculos largos, mientras que con las pesas se aísla un músculo en particular y se trabaja más hacia el interior del cuerpo. Una prueba de ello es que después de trabajar con pesas nos sentimos tensos, mientras que con los isotónicos normales el deportista se encuentra suelto y fuerte.

El concepto de isotónico ciertamente no es algo nuevo para los atletas serios, especialmente aquellos que han practicado los isométricos. Esencialmente, ambos programas logran los mismos resultados, pero mediante métodos ligeramente diferentes.

Los ejercicios isotónicos tienden a mantener un movimiento fluido y constante con los miembros durante la rutina, hasta que el programa termina.

Los isométricos comienzan y terminan con el miembro encogido, a menudo utilizando algo como una pared como instrumento para proporcionar la fuerza negativa. En los ejercicios isométricos, si una persona quiere ejercitar el hombro, puede colocarse en pie, de costado a 15 centímetros de la pared aproximadamente, y presionar con todo el brazo hacia arriba, contra la pared, durante 15 segundos, soltando después.

Los ejercicios isométricos definitivamente desarrollan fuerza muscular, pero también lo hacen los isotónicos sin poner tanta presión sobre las articulaciones y tendones. Otra ventaja de los isotónicos, es que aumentan la flexibilidad, debido al tipo de movimientos que incluyen.

Al comenzar con el programa isotónico, hay que seguir unos principios básicos. Primero, es importante encontrar un compañero que tenga una fuerza, tamaño y altura similar. Si el compañero es demasiado grande o fuerte, cuando te toque oponerle fuerza, no serás capaz de hacerlo adecuadamente.

Pero a estas alturas es posible que más de un lector aún no sepa ciertamente qué son los ejercicios isotónicos, ni mucho menos cómo efectuarlos.

La explicación es bien sencilla:

Se trabaja de manera similar a los isométricos, esto es, oponiendo una fuerza imposible de vencer, bien sea nuestro propio cuerpo, una pared, o un compañero. La diferencia estriba en que mientras en los isométricos no hay movimiento, solamente máxima presión, en los isotónicos sí existe movimiento y los músculos se trabajan desde el principio de la extensión hasta el final de la contracción.

CÓMO TRABAJARLOS ADECUADAMENTE

Durante el trabajo isotónico, el practicante debe concentrarse en el apropiado ritmo de la respiración, esto es, exhalar al ejercer fuerza e inhalar al ceder o traer.

Además, hay que evitar trabajar directamente sin un previo calentamiento.

La persona debe asegurarse de que no está cansada físicamente antes de realizar los ejercicios isotónicos, ya que requieren mucha energía.

La actitud también juega un papel importante. Es esencial mantener una sensación de relajación mientras simultáneamente piensas que eres fuerte como un buey.

Tu compañero debe creer que es muy fuerte, mientras piensa que tú estás algo bajo de forma.

CUÁNDO REALIZARLOS

Lo mejor es hacerlos al principio de la sesión de entrenamiento, no sólo porque es un excelente programa de ejercicios, sino porque constituye el precalentamiento ideal, antes de pasar a otro tipo de actividades. Además, la cantidad de ejercicios que se pueden realizar son infinitos.

Para que los ejercicios isotónicos sean efectivos, los practicantes debemos ser conscientes de la correcta posición y alineación del cuerpo.

Si no es así, la presión indebida podría causar lesiones a músculos y articulaciones.

Aunque hay muchas rutinas de ejercicios isotónicos diferentes, cualquier persona puede realizar un buen entrenamiento con poco más de cinco o seis diferentes y durante apenas veinte minutos.

Una de las rutinas de pierna consiste en que uno de los participantes rodea con una toalla el tobillo de su compañero, mientras éste se apoya en la pared o barandilla. El primero levanta la pierna del segundo todo lo que pueda estirarla, y después aplica fuerza negativa mientras el segundo hace bajar lentamente la pierna hasta el suelo.

La rutina se repite con la otra pierna y después los participantes cambian los papeles. Este ejercicio desarrolla los músculos de la ingle y glúteos.

Otra rutina isotónica para las piernas consiste en envolver de forma similar la toalla en el tobillo, sólo que el compañero vuelve su hombro directamente hacia la pared para apoyarse. El ejercicio comienza con la rodilla doblada de manera que la espinilla quede paralela al suelo. El participante entonces lleva su pie hacia delante como si ejecutara una patada frontal. Este ejercicio fortalece los cuádriceps para una potencia más explosiva en las piernas.

Hay muchas más rutinas para el fortalecimiento de los brazos, pero éstas no requieren el apoyo en la pared y son más flexibles.

Un buen ejercicio consiste en permanecer frente al compañero, ambos brazos extendidos hacia arriba en un ángulo de 45 grados y en contacto con las muñecas. Uno de los participantes comienza con sus manos por el interior y lentamente (todo se hace con movimiento lento y continuo) empuja hacia abajo los brazos de su compañero por los lados de ambos cuerpos. El ciclo se completa cuando el que comenzó el ejercicio termina con los brazos flexionados, palmas dirigidas hacia sí, como si levantara unas pesas, y su compañero básicamente en la misma posición en que empezó. Esta rutina fortalece los hombros y el pecho.

En otra rutina, realizada frente a frente, ambos participantes se agarran de la mano a nivel del pecho y empujan de un lado a otro. Cada cual empuja a lo ancho de su pecho y cuando ha llevado el movimiento hasta el final, su compañero empuja en sentido contrario.

Este ejercicio es excelente para toda la parte superior del cuerpo, desde los deltoides al tríceps.

En otra rutina isotónica con toalla, los participantes se colocan casi dándose la espalda. En un movimiento que se asemeja al de un puñetazo directo frontal, el que resiste el movimiento sujeta la toalla con una mano mientras su compañero extiende el brazo al frente. Entonces cambian los papeles y el movimiento se ejercita a la inversa.

Este ejercicio en particular es magnífico para desarrollar potencia y velocidad en los brazos.

Todas estas rutinas y los ejercicios isotónicos en general, producirán más fuerza y velocidad. Pero quizá lo mejor de los ejercicios isotónicos sea que fortalecen las articulaciones y endurecen los músculos.

LECCIÓN 7

MEJORAMIENTO DEPORTIVO A TRAVÉS DEL AGUA Y LA ALIMENTACIÓN

La influencia benéfica del agua se conoce desde hace mucho tiempo. Las abluciones y fricciones con agua fría se utilizaban frecuentemente para eliminar la fatiga y elevar la capacidad de trabajo.

Además de su efecto higiénico, el agua actúa sobre la piel, considerada ésta como zona reflexógena más extensa del hombre, particularmente los pies, las manos y las orejas. Numerosos receptores de calor y frío se distribuyen por toda la piel y por este motivo constituye una zona idónea para la recuperación rápida de todo el organismo.

Así, en el transcurso de las investigaciones consagradas a la influencia del agua fría sobre el organismo de los boxeadores, se comprobó que su utilización hacía disminuir el tiempo de latencia de los golpes de ataque y mejoraba la capacidad de diferenciación de los estímulos visuales. La acción positiva de estos procedimientos fue comprobada después del segundo y tercer round, es decir, cuando la fatiga es más fuerte.

En la práctica deportiva se utiliza mucho la ducha, ya que ésta además de su importancia higiénica, puede utilizarse como elemento de recuperación. Una ducha caliente después de un entrenamiento o competición (temperatura del agua 30-33 grados), calma el sistema nervioso, disminuye la tensión muscular superflua y favorece la aparición de sensación de frescura y bienestar. Según sean los resultados que deseemos, podemos tomar un baño templado con esencia de Melisa para relajarnos, con Romero para recuperarnos de la fatiga o con sal marina para eliminar rápidamente los golpes recibidos.

También es bueno cambiar la ducha por el masaje. Las fricciones con un trapo y el masaje de los músculos fatigados estimulan la circulación sanguínea periférica, activan los procesos de oxigenación y ayudan a eliminar los metabolitos musculares. El efecto es más elevado si se alterna el agua caliente y la fría (37 grados y 15 grados, durante 10 segundos de recuperación). Tras comprobarse los resultados de los diferentes métodos de recuperación (descanso activo, el masaje, el agua, etc.), se llegó a la conclusión que cuanto más general sea la acción del procedimiento, más lentamente se habitúa a ella el organismo del deportista y por este motivo, más larga es su influencia estimulante.

Entre los diferentes procedimientos que tienen una acción general sobre el organismo, podemos citar el baño. El baño ruso de vapor (45-60) grados) se practicaba desde hace mucho tiempo con el fin de recuperar las fuerzas y el estado anímico, de la misma manera que hoy día se hace con la sauna.
La utilización adecuada de la sauna nos puede ayudar a mejorar nuestra capacidad de trabajo y acelerar los procesos de recuperación, pero siempre y cuando hagamos un uso adecuado de ella.
Como normas generales, nunca hay que tomar sauna antes del entrenamiento, ya que así corremos el grave riesgo de quedarnos sin sales minerales y por supuesto sin líquidos en la sangre, aún antes de empezar a trabajar.
De igual manera, una sauna después de un ejercicio vigoroso, durante el cual hayamos sudado mucho, supondrá una experiencia peligrosa para nuestra salud que a la larga pagaremos con la enfermedad. El cuerpo de un deportista cansado lo que necesita es algo que le enfríe los músculos y por supuesto reponer los líquidos que ha perdido. El momento más adecuado para tomarla es al día siguiente de una prueba extenuante, ya que así eliminaremos la contractura muscular y contribuiremos a eliminar las agujetas. Los días sin entrenamiento es aconsejable no pasar más de 20 a 25 minutos

dentro, y para la recuperación muscular no es deseable pasar de 10 minutos. Después de la sauna es aconsejable una ducha a temperatura ambiente o ligeramente fría y descansar el mayor tiempo posible, incluso una hora.

En nuestros días también se consideran útiles otros procedimientos que aceleran la recuperación, como la ionización, el masaje con ultrasonido, los baños de luz ultravioleta, o infrarrojo, la electro-estimulación, etc. Simultáneamente, se investiga la técnica más racional de utilización de estos procedimientos y se determina su dosificación.

ALIMENTACIÓN

La alimentación es otro de los pilares sobre el cual se apoyó el proceso de recuperación. Para compensar el gasto energético y asegurar la función plástica del organismo, la alimentación debe ser suficiente desde el punto de vista calórico y contener todas las sales minerales, sustancias orgánicas y vitaminas indispensables. Actualmente, a fin de acelerar los procesos de recuperación y para permitir el gasto energético, se utilizan factores nutritivos biológicamente activos. En Rusia se experimentó con el Eleuterococo y tras su ingestión el estado de los deportistas mejoró, tanto psicológicamente como física, y el período de recuperación se hizo más corto. Este fenómeno no sólo se comprobó inmediatamente después de la carga de entrenamiento, sino también después de una hora u hora y media de finalizado el entrenamiento.

Paralelamente con la acción del Eleuterococo, se experimentó la influencia del Ginseng y comprobaron que su acción era análoga al Eleuterococo. Esto permitió concluir que la capacidad de ambas plantas en la estimulación de la capacidad de trabajo físico, durante un consumo débil de metabolitos fosfóricos y el glucógeno (productores de energía), era óptima y los distinguía claramente de los estimulantes tipo cafeína y anfetaminas.

Ciertos investigadores propusieron un chocolate de albúmina y glucosa y otros un bizcocho de albúmina (proteína). Los resultados dieron favorable al bizcocho de albúmina en cuanto a la reducción de la producción del ácido láctico, nada extraño si tenemos en cuenta que las grasas saturadas del chocolate no son precisamente la mejor fuente de energía para un deportista; mucho menos si se toman horas antes de competir, ya que estas grasas no pueden pasar en tan poco tiempo a la cadena de energía y, por el contrario, impiden la correcta combustión de los hidratos de carbono.

Otro preparado experimentado fue una bebida compuesta de glucosa (200 gramos), extracto de grosella (20 gramos), cloruro sódico (1,5 gramos), ácido ascórbico (0,5 gramos), fosfato de sodio (3 gramos), ácido glutámico (0,5 gramos), y ácido cítrico (5 gramos). Se fabricó en forma de polvo soluble y se aconsejaba tomarla caliente entre media hora y dos antes de la prueba, y por supuesto al finalizar ésta.

La utilización de la bebida en el transcurso de esfuerzos intensos tanto en laboratorios como durante carreras de bicicleta y a lo largo de muchos días, permitió sacar la conclusión que la bebida favorece, no sólo el mantenimiento de una elevada capacidad de trabajo, sino la aceleración de los procesos de recuperación, durante los descansos que separan las distintas etapas de la prueba.

Un requisito imprescindible es que la bebida contenga abundante agua y se evite por tanto tomar los polvos muy concentrados, ya que de hacerse así los resultados serían muy negativos al no existir un medio líquido adecuado para la absorción de tantos principios nutritivos.

Ciertas mezclas nutritivas que contienen copos de avena tuvieron también un efecto positivo sobre los corredores de esquí, así como otras mezclas que nombramos a continuación:

Mezcla uno

Agua	200 ml
Azúcar	50 gr
Copos de avena	20 gr
Glucosa	25 gr
Dulce de frambuesa	50 gr
Vitamina C	300 mg
Acido cítrico	500 mg
Fosfato de sodio	3 gr

Mezcla dos

Agua	250 ml
Copos de avena	50 gr
Azúcar	50 gr
Glucosa	50 gr
Zumo de frambuesa	40 gr
Vitamina C	500 mg
Fosfato de sodio	2 gr

Actualmente se experimenta con toda clase de mezclas vitaminadas que durante la actividad muscular intensa, en condiciones no habituales y desfavorables (baja presión atmosférica, temperatura cambiante), garantizan una elevada capacidad de trabajo y un descanso óptimo.

Se idearon para este fin diversas combinaciones vitamínicas. Unas de las variantes contenían vitamina C, B1, B2, PP y vitamina A. En otras se le añadieron B6, B12, B15 y ácido pantoténico, recomendándose ingerir tres grageas por día de trabajo.

La utilización práctica destinada a mejorar la eficacia del descanso conduce a las siguientes conclusiones:

• La utilización prolongada de determinados procedimientos de recuperación termina por reducir su eficacia, pues el organismo se habitúa a ellos progresivamente.

• La variedad de los procedimientos de recuperación utilizados y la variación de sus dosis son la condición indispensable de una terapia de recuperación física. Por esta razón, es preferible utilizar un conjunto de procedimientos de recuperación, en vez de uno sólo. Por ejemplo, se puede combinar la utilización de las vitaminas con el uso del agua (duchas de diferentes temperaturas, baño, hidromasaje, sauna, masaje, vibromasaje, rayos ultravioleta, ionización, magnetoterapia, etc.). Existe un procedimiento de recuperación de gran importancia, en el que se combinan Neumomasaje vibratorio, masaje por ultrasonidos, calor por lámpara infrarroja, rayos ultravioletas, iones negativos, música y colores ambientales adecuados. Los aromas también se suelen incluir.

• La táctica de utilización de diferentes procedimientos de recuperación debe ser selectiva. Es indispensable para ello tener en cuenta no sólo las particularidades individuales del deportista, sino también el nivel de entrenamiento, la actividad precedente y las variaciones de su estado en épocas de fuertes entrenamientos. Como ya se ha comprobado, para unos buenos resultados hay que basarse en muchos factores y tratar a cada deportista de una manera particular. En consecuencia, es difícil dar recomendaciones generales, válidas para todas las disciplinas deportivas y que se pueden utilizar en cualquier circunstancia, ya que cada persona y cada deporte requieren modos diferentes. La colaboración entre entrenadores, preparadores y médicos es imprescindible, así como el adecuado asesoramiento de un psicólogo.

Además de las investigaciones practicadas en el laboratorio, conviene considerar los controles médicos realizados durante el entrenamiento, en las etapas de recuperación y en el momento mismo de aplicar alguna ayuda como las antes comentadas.

TIPOS DE ENERGÉTICOS

Glucógeno: es utilizado preferentemente para ejercicios intensos, incluso anaeróbicos, de corta y mediana duración ya que su capacidad de depósito no es muy grande y no es posible que dure más de 90 minutos, siempre y cuando nuestro esfuerzo no sea superior al 75 por 100, ya que si lo sobrepasamos es posible que agotemos estas reservas en poco más de tres minutos.

Grasas de reserva: las saturadas acumuladas principalmente en el tejido adiposo y las poliinsaturadas de circulación libre. Se utilizan como complemento del glucógeno en épocas de frío o cuando el esfuerzo es prolongado. Su capacidad energética es más débil que el glucógeno ya que la combustión es más lenta y dificultosa. No sirven para ejercicios de velocidad.

En régimen normal con una cantidad del 55 por 100 del total de la comida a base de hidratos de carbono, no es suficiente para cubrir las necesidades energéticas de un deportista que necesite entrenar más de una hora y media. La caída de la glucemia comienza a manifestarse a los 45 minutos.

Un régimen rico en proteínas y grasas, con apenas hidratos de carbono por aquella creencia errónea de que engordan, proporcionan una energía inferior a la hora y eso a costa de una fuerte sobrecarga hepática que minará la salud del deportista en poco tiempo.

El régimen rico en hidratos de carbono es el más recomendado dc todos ya que, además de asegurar el suministro energético a los músculos, protege al corazón y al hígado, además de proporcionar una combustión libre de residuos. Con ellos se puede conseguir una duración del esfuerzo de casi tres horas.

El régimen disociado se basa en agotar las reservas de glúcidos mediante ejercicios muy intensos antes de la competición, para a continuación dar una alimentación muy rica en glúcidos. Todo esto en un intervalo de cinco días. El día antes de la prueba se impone el descanso absoluto y la duración que se consigue puede llegar hasta las cuatro horas. Las consecuencias sobre la salud no han sido nunca publicadas.

Formas de acumular glucógeno muscular

Régimen normal y variado	17,5 gr /1.000
Régimen rico en proteínas y grasas	6 gr/1.000
Régimen rico en hidratos de carbono	35 gr/1.000
Régimen disociado	40 gr/1.000

LOS MÁS PESADOS

A comienzos de la década de los sesenta, justo cuando acaba el periodo de hambre motivado por las guerras, el hombre occidental se da cuenta que su preocupación obsesiva por comer le está conduciendo a una larga cadena de enfermedades, hasta entonces casi desconocidas. La obesidad, que era considerada señal inequívoca de buena posición económica, pasa ser motivo de burla y causa importante para no encontrar empleo, en unos años en que "tener buena presencia" era un factor esencial para trabajar.

Por desgracia, el hombre, que nunca sabe encontrar el equilibrio, cae en una nueva trampa y es empujado por los modistos de la época a una lucha desenfrenada contra aquello que antes había deseado: estar gordo. A partir de entonces, las mujeres de pecho plano y caderas rectas (recuerden a la actriz Jane Birkin) son consideradas el prototipo de belleza perfecta y los médicos se convierten en cómplices de una perniciosa moda que motivó la reaparición de enfermedades que se creían desaparecidas: la anemia, el raquitismo, el escorbuto y un largo etc.

Lo importante no era alimentarse correctamente sino dejar de comer. Las anfetaminas, los diuréticos, los antitiroideos y los laxantes causaron miles y miles de enfermos, unas veces con receta médica y otras sin ella.

Y es que a nadie se le ocurría pensar que la solución estaba en seguir los dictados de la naturaleza, esto es, alimentación correcta y ejercicio moderado. Nunca ha existido otra solución más racional y efectiva.

Afortunadamente, a finales de los setenta la proliferación de gimnasios, polideportivos y lugares de esparcimiento, dan lugar a un cambio de mentalidad y se cambia la anfetamina por unas zapatillas de footing y el diurético por la sauna. La mujer comienza a darse cuenta de que tener un cuerpo esbelto no consiste en dejar de comer y se incorpora al deporte programado, igual que antes lo hizo el hombre con el fútbol.

Sin embargo, la obesidad no es asunto sencillo de resolver. Ser gordo, estar gordo, es el efecto de una causa, de una reacción. Si una persona padece hipotiroidismo, aunque sea leve o temporal, la celulitis hará su aparición en muslos y nalgas.

Si come demasiado, la grasa se acumulará en brazos y espalda, y si no hace ejercicio, la flacidez muscular provocará la acumulación de grasas en el tejido adiposo.

Es importante resaltar, ya que hablamos de ejercicio, que serán necesarias muchas horas de entrenamiento intenso para que nos pueda servir como forma de adelgazamiento y entonces lo más probable es que la salud y la apariencia física empeoren en vez de mejorar. Agotarse haciendo un deporte es la mejor manera de envejecer rápidamente. Por eso, una actividad física racional (tres horas semanales), es suficiente para no engordar – para mantenerse en forma – aunque apenas nos servirá para bajar de peso. Lo que sí mejorará será nuestra salud y la apariencia física, ya que las grasas corporales se distribuirán más homogéneamente.

Fuera de la actividad física, los tratamientos contra la obesidad suelen ser efectivos a corto plazo y fracasar a la larga, ya que en un principio la persona obesa sigue fielmente los consejos del médico, por severos y desagradables que estos sean, pero los buenos propósitos no duran siempre y con el tiempo abandonan porque se dan cuenta que esta nueva manera de vivir tiene que ser para siempre, que de no ser así la obesidad les volverá a invadir.

El problema está, o parece estar, en que adelgazar a base de suprimir todo aquello que antes nos producía placer no es el mejor modo.

Eliminar de la dieta la sal, el azúcar y las grasas, además de conseguir que la persona sueñe con su alimentación anterior, puede provocar serios desequilibrios en nuestro organismo y la bajada de peso será por desnutrición, con lo cual la persona en cuestión tendrá una apariencia enfermiza y débil, lo contrario de ese ideal de belleza y salud que buscaba mediante el adelgazamiento.

Las personas necesitan energía para trabajar, grasas para proteger y lubricar nuestro organismo, así como cloruro sódico para hacer la digestión y mantener el tono muscular correcto, por eso a veces será conveniente reducir alguno de esos componentes y permitir otros. A las personas muy activas hay que dejarles el azúcar, aunque aconsejándoles que la sustituyan por azúcar moreno, miel o fructosa y sustituyan el pan blanco por pan integral. A las personas que beben alcohol no se les puede prohibir tajantemente, ya que a la dureza del régimen habría que añadir el síndrome de abstinencia, por lo que provocaríamos una situación de angustia imposible de mantener. Tendrían que suprimir la cerveza y las bebidas matutinas, pudiéndoles permitir beber durante las comidas mientras se van adaptando a la nueva situación.

Y con respecto a la sal, hay que tener en cuenta que es imposible suprimirla del todo, ya que esto obliga al ama de casa a hacer dos clase de comida y además, muchos alimentos ya vienen con ella incorporada. La mejor solución es suprimir toda clase de comidas fuera del hogar, aderezar los guisos a base de hierbas y cambiar la sal común por sal marina; haciéndolo así se ganará salud y se perderá peso.

Entre las grandes mentiras que circulan como medio para adelgazar, está la de eliminar líquidos, ya sea mediante diuréticos, tomar saunas, o ponerse fajas antitranspirables. Esta brutal reducción de líquidos hará reducir el peso en dos o tres kilos, que serán recuperados íntegramente en 24 horas, pero ya sin el magnesio y el potasio, elementos iónicos cuya carencia provocará serios desequilibrios e incluso la muerte. Además, hay que tener en cuenta que lo que se pretende es reducir las grasas adheridas al tejido adiposo y por mucha agua que eliminemos nunca conseguiremos quemar o movilizar ni una partícula de grasa.

Para que una persona pueda adelgazar con eficacia, sin sufrimiento y sin que su salud se resienta, hay que conocer primero las causas por las cuales está gorda. Por eso, las dietas hipocalóricas que se dan apuntadas en una fotocopia a todos los pacientes indiscriminadamente, la supresión sistemática de sal, azúcar, alcohol, grasas y alimentos ricos en grasa o hidratos de carbono, así como las recomendaciones generalizadas de hacer deporte sin detallar cual (esto dependerá de la persona en particular), terminan por conducir al obeso a una situación desagradable y peligrosa para su salud.

"Un hombre de 167 cm de constitución pequeña debería tener un peso de 60 kilos; si es de constitución grande 69 kilos, aunque esto no es aplicable a un deportista".

El peso en relación con la altura es un factor importante en la buena forma física. Las personas de peso excesivo corren el riesgo de un número mayor de desórdenes físicos. Es también probable que encuentre más dificultades al realizar un ejercicio; aunque la ausencia de ejercicio sólo puede empeorar las cosas.

Los factores que afectan al peso son el sexo, la edad, la altura, el tamaño del esqueleto, la actividad hormonal, la dieta y el nivel de ejercicio.

"La dieta es el único remedio eficaz para perder grasa aunque la práctica del ejercicio puede ayudar, ya que consume calorías extras, pero su principal misión es estética ya que contribuye a formar una figura más armoniosa.

No es fácil establecer lo que cada persona debería pesar. Los cuadros que muestran el peso "normal" o "típico" no son de gran ayuda, ya en una sociedad como la occidental en la que la mayoría de las personas tienen exceso de peso, el peso medio para una determinada altura puede resultar excesivo para estar sano.

El peso debemos basarlo sobre todo en función de la altura y el sexo, pero sin olvidar detalles como son la genética, el carácter, así como el tipo de trabajo y el deporte que realiza; estos factores marcarán el otro 50% de datos a tener en cuenta cuando digamos si una persona está realmente obesa o no.

Si una persona adulta está físicamente bien proporcionada, no se cansa en sus actividades normales y no tiene frecuentes enfermedades, nunca se le podrá decir que está gordo por mucho que la báscula nos indique que sí lo está.

La edad, por ejemplo, es uno de los factores que más despistan a los especialistas. Su mayor error está en tratar que todas las personas tengan el mismo peso, sin tener en cuenta que hasta los 25 años la mayor actividad hormonal y física harán el milagro de mantenerlo por debajo del peso ideal, sin que quiera decir que está delgado, y entre los 45 ó 50 años será normal y hasta necesario que pese un 10 o un 15% más de lo que pesaba cuando era joven. La naturaleza provoca este aumento de peso para compensar la pérdida de resistencia al ejercicio mediante el aumento de la fuerza y la masa muscular.

Solamente en los casos en que la distribución de grasa se realice indiscriminadamente y se concentre en la cintura, nalgas, muslos u otras zonas, se hará necesario plantearse un tratamiento para adelgazar. Si las proporciones son armónicas y aún así se desea bajar de peso, lo racional sería reducir todo aquello que se sabe con certeza que es malo para la salud (azúcar y productos refinados, embutidos, grasas animales, alcohol, exceso de sal, etc.), así como beber exclusivamente agua o infusiones adecuadas, tomar suplementos de lecitina, comer alimentos saludables, reducir la cena al máximo y hacer ejercicio con moderación, por ejemplo, tres horas alternadas a la semana.

En las llamadas obesidades localizadas las personas suelen caer también en errores importantes, ya que resulta totalmente imposible adelgazar por zonas e incluso puede llegar a ser altamente perjudicial. El cuerpo humano es un conjunto homogéneo y trabajando una zona se desequilibra a su antagonista y luego al resto del organismo.
Los ejercicios localizados, los masajes y las cremas específicas pueden ser útiles como complemento de un tratamiento general, pero nunca se deben aplicar de forma exclusiva. Para movilizar las grasas hay que lograr que éstas pasen al torrente sanguíneo y una vez allí que sean quemadas mediante el ejercicio muscular, sin importar cual.

"Es normal que las personas aumenten de peso entre los 25 y los 50 años, ya que así se compensa la pérdida de energía muscular, pero es importante que este exceso no sea en materia grasa".

LA ALIMENTACIÓN DURANTE EL ENTRENAMIENTO

El éxito del entrenamiento depende en gran medida de la alimentación apropiada para cada deporte. Los nuevos descubrimientos sobre el metabolismo y sobre cómo influye en él la alimentación, demuestran que mediante una alimentación adecuada podemos ayudar considerablemente al deportista, siempre que la misma se integre adecuadamente al entrenamiento. A pesar del amplísimo saber especializado falta todavía la aplicación en la práctica, donde la ignorancia aún es grande y la alimentación es determinada por los factores afectivos y hábitos adquiridos.

Una alimentación que cumpla con todas las exigencias, que garantice el crecimiento normal del organismo joven, la sustitución permanente de las sustancias consumidas en el adulto y la conservación de la capacidad de rendimiento, tiene que satisfacer las siguientes condiciones:

- Cobertura suficiente de la demanda de calorías.
- Suministro suficiente de proteínas.
- Abastecimiento suficiente de vitaminas, minerales, oligoelementos y otras sustancias de vital importancia que el organismo no es capaz de producir.
- Preparación sabrosa sin menoscabo del valor alimentario.

En las cuestiones de alimentación para el rendimiento interesan tanto lo cuantitativo como lo cualitativo. Lo primero quedó aclarado ampliamente con la comprobación de que la ley de la conservación de la energía también es válida para el mundo animado, es decir hay una clara dependencia entre la magnitud del suministro de energía y la capacidad de rendimiento. Esto significa, pues, que la alimentación constituye, a largo plazo, el factor limitante de todas las formas de trabajo físico. Así lo demostraron, sin dejar lugar a dudas, Krauf y sus colaboradores, que en sus estudios con obreros infirieron que una alimentación cuantitativamente insuficiente produce, necesariamente, una merma del rendimiento.

A continuación indicamos la demanda de energía en caloría, basándonos en el antiguo concepto según el cual la caloría (Kcal) constituye la energía, o unidad calórica necesaria para calentar un litro de agua de 14,5 a 15,5° o sea, un grado.

Al calcular las necesidades de calorías, suelen indicarse valores superiores al consumo real. Esto se relaciona, ante todo, con el hecho de que al aumentar la exigencia de rendimiento y mejorar el estado de entrenamiento se van desarrollando, al igual que en los demás sistemas orgánicos, procesos de economía en el metabolismo. En nuestra opinión, un gasto de energía de 5.000 calorías en un período prolongado es muy raro en un deportista, porque el entrenador es capaz de hacer con el mismo gasto de calorías, esfuerzos mucho más grandes. Lehmann insiste en que un rendimiento de 4,800 calorías por día, con trabajo físico, es el límite máximo que puede tolerarse sin perjuicios a largo plazo.

Por poco tiempo, también es posible lograr rendimientos de hasta 10.000 calorías. Sin embargo, no se los puede cubrir mediante un suministro correspondiente de calorías, sino que requieren un periodo compensador de reposo. Todos los rendimientos que gasten 7.000 calorías o más, no pueden cubrirse mediante la alimentación. Ello es confirmado por los estudios de Keller hechos con ciclistas que en carreras de seis días gastaron, término medio, 6.800 calorías diarias e ingirieron sólo 5.475 con el alimento.

Las investigaciones de Kraur y Múller, como las de Whipple y su escuela demostraron que se necesita un considerable superávit de proteínas para aumentar las proteínas orgánicas. Así por ejemplo, para formar un gramo de proteína plasmática, son necesarios 6 gr de carne u 8 gr de proteína láctea. De estas investigaciones puede inferirse que los deportistas y los trabajadores que necesitan fuerza y fuerza explosiva, requieren una cantidad de proteínas superior a un gramo por kilo de peso corporal. Esto lo subrayan también Kraur y Múller, que comprobaron que una musculatura entrenada para el rendimiento de fuerza presenta suficiente aumento de sustancia, y por ende de fuerza, sólo cuando dispone de bastantes proteínas. Por lo general, se considera que el deportista de resistencia requiere menos.

Consumo de calorías en los distintos deportes (con 70 Kg. de peso corporal)

	mínimo	máximo
En reposo	1.700	2.200
Carrera de distancia corta	3.000	4.500
Carrera sobre hielo	4.000	5.000
Patinaje artístico sobre hielo	3.500	4.500
Deportistas de Gimnasia	3.500	4.500
Ciclismo de pista	4.000	5.500
Nadadores de corta distancia	4.000	5.500
Esquí, saltos	4.000	5.000
Saltos (atletismo)	4.000	5.000
Pruebas combinadas	4.000	5.500
Levantamiento de pesas	3.000	6.000
Lanzamientos (atletismo)	4.500	6.000
Carrera de distancia mediana	4.000	5.500
Carrera de larga distancia	4.000	5.500
Esquí de larga distancia	4.000	5.500
Natación 400 a 1.500 m.	4.000	5.500
Ciclistas (carrera)	4.000	8.000
Ciclistas 6 días	5.000	9.000

Juegos deportivos (fútbol, hándbol, hockey, hockey sobre hielo, waterpolo, báskebol, vóleibol)	4.000	5.800
Boxeo	3.000	5.500
Regata de remo	5.000	7.000
Regata de canotaje	4.500	5.500
Esquí alpino	3.500	5.000
Lucha	3.000	5.500
Judo	3.000	5.500

Los estudios de Lehmann y Michaelis, por su parte, ya demostraron que un menor suministro de proteínas con predominio de albúminas vegetales trae consigo una merma del rendimiento en el cicloergómetro. Nuestras propias investigaciones sobre esta cuestión tuvieron resultados muy similares. En primer lugar, medimos la capacidad de rendimiento según el efecto útil de la musculatura, el índice de pulso de rendimiento y el aguante en el cicloergómetro con creciente esfuerzo hasta el agotamiento subjetivo. Luego se fijó el régimen de tal manera que, conservando el suministro de calorías y grasas, la relación entre hidratos de carbono y proteínas cambiaba: se reducían las proteínas en un 20 gr por semana y se las sustituía por igual cantidad de calorías en hidratos de carbono. En plena coincidencia con Kraut y Lehmann, el sujeto, de 67 Kg. de peso, que ya después del periodo con 60 gr de proteínas, presentaba una marcada disminución de la economía de trabajo, aumentó el índice de pulsaciones de rendimiento de 5 a más de 6 y nítidamente disminuyó el tiempo de 24 a 19 minutos en el cicloergómetro. Pero el balance siguió siendo positivo.

Los valores más bajos se obtuvieron en el último período con una alimentación prácticamente libre de proteínas.

Influencia de la alimentación pobre en proteínas sobre el rendimiento (según Nöcker).

Un reducido suministro de proteínas implica otras desventajas para la capacidad física y mental pues, aunque la carencia sea relativamente breve, la actividad enzimática en todo el organismo disminuye. Esto se observó en una serie de fermentos individuales. Se manifiesta subjetivamente por una menor disposición para el rendimiento, apatía y falta de ímpetu y de energía.

También estos autores consideran necesario un abundante suministro de proteínas durante el entrenamiento para la preservación de la capacidad funcional de los sistemas enzimáticos del metabolismo. Fuge y sus colaboradores demostraron con ratas entrenadas, que con un excedente de proteínas corrían 1,6 veces más tiempo que las alimentadas con un régimen normal.

Demostraron, además, que con un abundante suministro de proteínas la concentración de mioglobina y enzimas transmisoras de oxígeno en el músculo, durante el entrenamiento, aumenta más que en las ratas alimentadas con pocas proteínas.

Demanda de proteínas en el entrenamiento de fuerza

El entrenamiento de fuerza nos confirma lo dicho de manera impresionante: sólo la adecuada combinación de entrenamiento con alimentación conduce a buenos resultados.

Kraut y Müller-Wecker tomaron sujetos suficientemente alimentados en calorías y en proteínas y les hicieron alternar períodos de reposo absoluto en cama con otros de entrenamiento específico de fuerza. Comprobaron que aun con un superávit de proteínas y calorías no se obtiene ningún aumento de fuerza si faltan estímulos que proporciona el entrenamiento. También Kraut y Müller demostraron que con una alimentación de suficientes calorías, un suministro de proteínas de un gr por Kg de peso corporal y por día (considerado hoy por la mayoría como suficiente) y el correspondiente entrenamiento, el aumento medible de fuerza no es igual que si se duplica el suministro de proteínas sin cambiar el entrenamiento.

Otras investigaciones mostraron en forma inequívoca, que el aumento de fuerza que brinda el entrenamiento es relativamente escaso sin el suministro de proteínas por encima de la cantidad necesaria para la manutención.

Aplicado al entrenamiento de fuerza, esto significa que mediante un excedente de proteínas es posible incrementar el efecto de entrenamiento. En coincidencia con estos resultados, Popwar comprobó, en ratones blancos, que al aumentar la cuota de proteínas en la alimentación, la masa y fuerza musculares aumentaban más rápidamente en el entrenamiento experimental.

El mejor efecto se logró cuando la dosis principal de proteínas se administró antes o inmediatamente después de la actividad muscular.

Demanda de proteínas en el deportista de fuerza explosiva

Las necesidades de los deportistas de fuerza explosiva son similares. Ellos también requieren una musculatura voluminosa que hace deseable un mayor suministro de proteínas. Además, por otras razones, surte en ellos un efecto favorable al aumento de la cuota de proteínas en la alimentación. Numerosas investigaciones, en especial autores rusos, mostraron, como ya dijimos, que la excitabilidad del sistema nervioso aumenta cuando hay un abundante suministro de proteínas, mientras que su carencia la disminuye. Por lo demás, sabemos que una falta relativamente breve de proteínas provoca una reducción de la actividad de los distintos sistemas enzimáticos, de modo que no garantizan un desarrollo normal de los procesos metabólicos y de combustión en la musculatura. Una disminución del suministro de proteínas menor de un gramo por Kg de peso corporal reduce el rendimiento.

Demanda de proteínas en el deportista de resistencia

Para el deportista de resistencia suele considerarse suficiente un suministro menor de proteínas. Con todo, según nuestras investigaciones, éste no debería ser menor de 1,3 gramos por Kg. de peso corporal y por día.

EL METABOLISMO DE LOS HIDRATOS DE CARBONO Y EL RENDIMIENTO FÍSICO

En otra serie de experimentos se examinó el efecto de las distintas sustancias nutritivas sobre el rendimiento. De los resultados se desprende que los valores son más o menos iguales en los períodos con alimentación rica en hidratos de carbono, y en los períodos de régimen mixto. Al final del periodo rico en grasas sobreviene un descenso significativo de la economía, un aumento del índice de pulsaciones de rendimiento y una disminución de la resistencia en el cicloergómetro medida por el agotamiento subjetivo. Estos resultados negativos no mejoran en el período de régimen libre de proteínas, sino que sólo se normalizan con una alimentación rica en esta sustancia.

De ello resulta que la alimentación rica en proteínas y carbohidratos es de importancia decisiva para la capacidad física.

Como ya mencionamos, los hidratos de carbono son la fuente de energía de más fácil combustión en la musculatura y, por tanto, la más económicamente utilizables.

La reserva de glucosa en la sangre es relativamente reducida ya que asciende tan sólo a unos 6 gramos, cantidad que alcanza para un esfuerzo máximo de aproximadamente 2 minutos. Por ello, el organismo se ha creado depósitos donde almacena hidratos de carbono en forma de glucógeno; se hallan en el hígado y, sobre todo (lo cual es de importancia decisiva para el deportista) en la musculatura. El contenido de glucógeno en la musculatura no sólo supera cuantitativamente la glucosa sanguínea y la reserva de glucógeno en el hígado, sino que es económico en su utilización.

Influencia de las distintas sustancias nutritivas sobre el rendimiento

En el cuádriceps, con una alimentación normal se encuentran 1,5 g. de glucógeno por 100 g. de músculo. Las investigaciones de Saltin y Hermannsen evidenciaron, además, en coincidencia con los estudios anteriores, que la capacidad de rendimiento depende en gran medida del contenido de glucógeno en el músculo.

Era pues, lógico, que se estudiara hasta qué punto es posible influir, por medio de la alimentación, sobre el contenido de glucógeno y, por lo tanto, sobre el rendimiento de resistencia. Bergström y colaboradores realizaron experimentos de los cuales resultaron dos conclusiones:

• Una alimentación rica en hidratos de carbono es capaz de elevar el nivel de glucógeno en el músculo; con esa elevación hay, paralelamente, un mejoramiento de la resistencia.

• Por medio de una alimentación rica en grasas y pobre en hidratos de carbono, el nivel de glucógeno puede hacerse bajar por debajo de lo normal; lo que, a su vez, disminuye el rendimiento.

Además, las investigaciones del mismo círculo de trabajo revelaron que los efectos de un régimen rico en hidratos de carbono son mucho mayores si los depósitos fueron previamente vaciados por un trabajo agotador. Otra prueba se hizo con dos personas que trabajaron simultáneamente en un mismo cicloergómetro, pero con una sola pierna, hasta el agotamiento. La otra pierna (en un sujeto la derecha, en el otro la izquierda), no participa del esfuerzo. En la pierna que trabajaba, el glucógeno muscular bajó a 0,1 como era de esperar, mientras que el contenido de glucógeno de la otra pierna permaneció normal. Posteriormente se dio a los sujetos una alimentación rica en hidratos de carbono, con el resultado de que los músculos de la pierna agotada mostraron un enorme aumento de glucógeno (de 0,1 a casi 4 gramos por cada 100 g. de músculo) mientras que el músculo de la pierna en reposo reaccionó con un aumento mucho menor.

LECCIÓN 6

ADAPTACIÓN DE LOS INSTRUCTORES MODERNOS

La influencia de un instructor y su manera de enseñar influyen en el resultado deportivo del alumno. De entrada, es necesario desterrar la idea de que el instructor es un semidiós, fuerte, invulnerable, y que gracias a él cualquier persona se puede convertir en un excelente deportista. Son tantos los factores que influyen en el desarrollo óptimo de un deportista, que la mayoría de ellas se escapan de la competencia del entrenador. Será pues, el alumno, en definitiva, el máximo responsable de su propio progreso.

Ahora hay que desglosar las partes de que se compone el entrenamiento deportivo para tenerlas en cuenta:

1.- La preparación Física
Esto es, la parte destinada al acondicionamiento físico del deportista, para que se encuentre en las mejores condiciones de poder realizar los ejercicios técnicos. Es aquí donde actualmente existen las mayores controversias del cómo y el cuánto.
Los chinos, por ejemplo, ponen especial cuidado en la mejora de la flexibilidad, coordinación, equilibrio y continuidad, mientras que los japoneses insisten mucho más en el endurecimiento corporal, a base de repetir muchas veces el mismo movimiento.
Lo que sí está claro es que, ambos, logran mejorar la resistencia, velocidad y fuerza del alumno.
Referente al factor resistencia, diré que se trata de un ejercicio anaeróbico que provoca acidez muscular y aceleración cardíaca y que, por lo tanto, exige pausas de recuperación.

Para mejorarla tenemos tres maneras:

a)   Trabajo continuo, que deberá durar un poco más que el entrenamiento diario y a un ritmo ligeramente superior.

b)   Trabajo con oposición, que se puede lograr mediante carreras en cuesta o con pesas ligeras en manos y pies. Los esfuerzos deberán ser de corta duración y con recuperaciones entre ellos.

c)   Trabajo alterno. Quizá el más utilizado hoy día y el que mejores resultados proporciona.

Es similar también al Interval-Training que consiste en realizar esfuerzos cortos, de máxima intensidad y con recuperaciones casi totales del pulso.

Referente al segundo factor, la velocidad, es la aptitud necesaria para realizar un movimiento, en el menor tiempo posible. Se trata de un ejercicio anaeróbico muy intenso, el cual no deberemos mantener mucho tiempo, ya que produce agotamiento de las reservas musculares y sanguíneas, pero es el sistema nervioso el principal responsable y sobre él poco podemos hacer, salvo el mantenerlo en buen estado basado en suplementos de vitamina B, calcio y magnesio.

El tercer factor, la fuerza, consiste en la capacidad de mover una resistencia o también oponer nuestra potencia a un movimiento.

Sobre los métodos para aumentar nuestra fuerza podemos dividirlos básicamente en dos grandes grupos que son: El método isométrico y el isotónico. El instructor deber saber explicar claramente cuáles son las ventajas y desventajas de cada uno y tendrá en cuenta también las características del alumno para aconsejarle lo mejor.

Básicamente, el método isométrico consiste en realizar un esfuerzo contra una resistencia imposible de vencer, durante 3 ó 5 segundos y tres veces seguidas. Hay que hacerlo en toda la abertura de la articulación (45, 90 y135°).

La ventaja de este método es que al no producirse acortamiento muscular, los músculos no aumentan de volumen y el inconveniente es que la ganancia de fuerza es menor.

Isotónico, que consiste en el trabajo con pesos diferentes y a ritmos distintos, pero que puede provocar músculos lentos a causa de la hipertrofia muscular.

2.- La preparación psíquica

Es, en este apartado, donde la labor del instructor puede hacer más daño a un alumno, si no tiene los conocimientos necesarios sobre pedagogía.

Se entiende, que es muy difícil conocer los problemas que el practicante pueda traer al gimnasio, ajenos al entrenamiento, pero lo que sí es fácil de averiguar es si se concentran suficientemente en la clase o si sufren por algún motivo que se puede corregir.

Muchas veces es el miedo al instructor, a su crítica, y otras veces es la falta de estímulo, lo que hace que un alumno no disfrute con las clases y tenga retrocesos claramente visibles.

Pero como soy consciente porque lo vivo, de que es imposible conocer los problemas de cada uno, quizá lo que sí sería conveniente es tratar de acercarse un poco más a aquellos alumnos que, de verdad, demuestran interés y continuidad por el sistema.

Nombraré ahora los factores a tener en cuenta más importantes:

1. - Conocimiento general del alumno:

- Sus peculiaridades físicas. Si es fuerte, resistente, elástico, rápido, etc.
- El carácter. Puede ser agresivo, miedoso, con sentimiento crítico, sumiso, etc.
- Comportamiento en grupo. Quizá sea individualista o prefiera estar con todos.
- Su moral. Es posible que alguno sea el matón del barrio. Puede que sea grosero o descortés con sus compañeros e incluso que estos se sientan a disgusto trabajando con él.

2. – Capacidad de asimilación:

- Si entiende las explicaciones a la primera.
- Si es capaz de realizarlas al primer intento
- Si mantiene sus progresos.

3. – Eficacia de sus técnicas:
- Es importante averiguar si se deja guiar con facilidad por su entrenador o se siente molesto con las correcciones.

Una vez conocido al presunto competidor y admitiendo que tenga facultades para ello, debemos averiguar si verdaderamente está motivado e interesado por los campeonatos y no presionarle si no es así; mucho menos dejarle de lado, por muchas aptitudes que veamos en él. Mejor dejar que sea él mismo el que decida.
Hay que tener en cuenta que solamente un porcentaje muy pequeño de alumnos se sienten interesados por las competiciones y que la mayoría acuden solamente por mejorar físicamente.
Refiriéndonos a aquellos presuntos competidores, varias son las motivaciones por las cuales se pueden sentir atraídos por las mismas:
- Alumno que le gusta destacar y ser un triunfador en todo.
- Aquél que dice que "lo importante es participar".
- Al que lo único que le importa es medir sus conocimientos con alguien y averiguar si lo que está aprendiendo es útil, para perfeccionarse.
- El que es presionado por sus padres, amigos o el mismo profesor para que participe, para dar prestigio a ellos, o para sentirse orgullosos de él; aunque la idea de participar le desagrade.

Ahora, en este apartado, voy a escribir algunas de las causas por las cuales puede sufrir un alumno o un competidor. Me refiero, naturalmente al sufrimiento psíquico.

1. – Sobrevaloración de sí mismo

Suele darse en competidores que han triunfado en repetidas ocasiones y con relativa facilidad. Este exceso de confianza puede ser positivo (la seguridad de ganar), pero se puede volver contra él, si le hace menospreciar al contrario y, como consecuencia, confiarse demasiado. En estos casos, el adversario es consciente de que debe emplearse a fondo si pretende ganar y la actitud demasiado relajada de nuestro competidor, le hace conseguir lo que es justicia no se merece.

2. – El desprecio a sí mismo
Hay muchos competidores que van solamente con el ánimo de probar, a ver qué pasa, aunque antes de comenzar están plenamente seguros que no conseguirán ningún trofeo. Es más, suelen bromear de sus propias torpezas y aceptan fácilmente su papel de perdedores.

3. – Adversarios desiguales
Esto es algo que se ve con demasiada frecuencia en los gimnasios y estimo que, aunque es conveniente de vez en cuando, enfrentar a alumnos de distinto nivel o condición física, entre sí, no debe hacerse de manera rutinaria, sino esporádicamente. El sufrimiento psíquico del deportista que ve como cada intento de conseguir algo positivo es inútil, se termina convirtiendo en una autentica tortura.

4. – El mantenimiento de los triunfos
Es el precio que debe pagar todo campeón, o triunfador. Sus seguidores le exigen que gane siempre y su entrenador se enfadará seriamente con él si no es así. El desaliento que le produce el perder un torneo amistoso y el notar que su cuerpo ya no es el de antes, le hace pasar autenticas crisis de angustia, que el entrenador debe tratar de resolver. Pero los años no pasan en balde y a partir de los 25 años empieza un declive físico irreversible, que el deportista debe asumir y encauzarse hacia otras facetas, como puede ser la enseñanza.

Mantenerse, o tratar de mantenerse, en el podium de los campeones durante más años de los necesarios, provocará un desgaste físico enorme y una auténtica tortura emocional que puede acabar con su vida familiar.

LECCIÓN 7

¿POR QUÉ ABANDONAN LOS ALUMNOS?

Cualquier instructor experimentado sabe que apenas un 50% de los alumnos que empiezan continúan en el gimnasio después de un año, un 35% aguanta un año más, un 10% llega hasta la siguiente temporada y sólo un 5% hace del ejercicio un hábito en su vida.

Aunque al principio de la temporada existan 30 alumnos en una clase, cuando finaliza el curso, hacia el mes de junio, sigue habiendo 30 o quizá algunos menos, y eso teniendo en cuenta que muchos alumnos se incorporan a primeros de cada mes. A pesar de que todos los meses llegan nuevos alumnos, el número permanece invariable. ¿Por qué se marchan los alumnos, inclusive los que aparentemente estaban más entusiasmados?

Pasado el boom de los gimnasios hacia los años 80, en los que todo el mundo parecía querer estar en forma, los profesores actuales tienen más problemas para llenar sus clases y mantenerlas que los de hace 10 ó 20 años.

Qué el joven actual ha cambiado es totalmente cierto. Es menos disciplinado, acepta peor las imposiciones, le faltan ídolos a quien imitar y desean más beneficios con menos trabajo.

Para un instructor es muy doloroso ver como alumnos a los que había tenido en gran estima, sean buenos o no, se marchan un día del gimnasio sin ni siquiera despedirse ni explicar los motivos. Más doloroso le resulta si posteriormente se entera de que ese alumno, al que dedicó tanta atención, entrena ahora con otro instructor, ya sea porque el gimnasio ha obtenido más trofeos o simplemente está más cerca de su casa.

Llegada a esta situación, quizá muchos instructores empiecen a pensar, después de varios años de impartir enseñanzas, que el problema está en él y no en sus alumnos.

Este profesor habrá tratado de enseñar a sus alumnos de la misma manera que a él le enseñaron y si con él dio resultado ¿por qué no va a servir con sus alumnos? Quizá recuerde que cuando él era alumno, hace más de diez años, había al menos 100 compañeros entrenando junto a él, apretados y sin apenas poder hacer las técnicas con holgura.

También recordará que sus compañeros y él mismo, entrenaban con entusiasmo y felicidad, volcándose en lo que hacían y sintiendo que era la disciplina más extraordinaria del mundo.

Pero las cosas han cambiado mucho, y mantener una clase con 100 alumnos es potestad de muy pocos privilegiados.

Un alumno puede abandonar el gimnasio sin dar explicaciones al día siguiente de inscribirse, pagar la matrícula y acudir a su primera clase, pero puede ocurrir lo mismo cuando lleva un año en el gimnasio.

Las estadísticas nos demuestran que el más amplio abandono ocurre cuando es apenas un principiante.

 Las razones son difíciles de precisar, ya que en tan poco tiempo apenas se puede intimar con el alumno y conocer sus gustos o sus quejas.

Uno de los motivos más importantes para abandonar a los pocos días son las clases poco variadas o animadas.

Un instructor excesivamente técnico, preocupado en demasía por la perfección de cada movimiento, sin concesiones a la broma o a los juegos, puede provocar el aburrimiento, sobre todo en las clases infantiles. Todos los estudiantes necesitan sentirse relajados y alegres al menos diez minutos en cada clase, incluso les es más importante poder hablar con el instructor de vez en cuando, que analizar los movimientos aprendidos.

Para lograr un buen entendimiento con los principiantes es importante que el instructor se olvide de sus habilidades y de cómo puede impresionarle con sus conocimientos. Muchos alumnos abandonan en los primeros días porque se sienten humillados o con vergüenza de no ser capaces de realizar los ejercicios con esa perfección.

Un pequeño número de ejercicios, bien definidos y explicados en una atmósfera relajada y cordial, mantendrá a los alumnos novatos activos y alegres. Es importante que los primeros días lleguen a sus hogares con la satisfacción de poder contar los progresos que han logrado y para ello hay que evitar la repetición monótona de un solo movimiento.

Por ejemplo, hay instructores que durante los primeros meses tienen a sus alumnos haciendo los ejercicios más básicos repitiéndolos una y otra vez, argumentando que no pueden aprender nada hasta que no dominen lo básico y lo esencial, sin darse cuenta que lo básico y lo esencial es monotonía.

Para lograr que sus clases sean excitantes, el instructor ha de olvidar lo que a él le apasiona y escuchar a sus alumnos. También deberá evitar que durante los ejercicios por parejas, uno de ellos por la fuerza del otro sufra dolor, ya que con eso perderemos a ese alumno. Hemos de descartar la idea de que el dolor va unido al progreso.

La mayoría de los alumnos actuales llevan una vida social normal y productiva. No desean entrenar para competir o ser grandes campeones, vienen a la clase después de una dura jornada de trabajo, y a ella deben incorporarse al día siguiente.

Un instructor deberá procurar enseñar sus propias teorías y técnicas de forma diferente a como a él le enseñaron, ya que la idea de los gimnasios ha cambiado y las gentes ya no son lo mismo que antes. Muy pocos alumnos buscan en su instructor la rectitud, la rigidez y la disciplina, con las que se enseñaban hace ya años.

Es mejor valorar a un alumno por sus pequeños progresos que criticarle por sus graves errores. Los instructores deberán dedicarse más a cuidar de sus alumnos y sus problemas psicológicos que a la enseñanza de la parte técnica. Si se da prioridad a este aspecto siempre se tendrá preferencia por los alumnos mejor dotados físicamente, olvidando a aquellos que quizá con más entusiasmo no logran realzar los ejercicios con la misma corrección.

A menudo, en las clases los alumnos más avanzados se ponen delante, dejando bien patente su mayor destreza, quedando los novatos detrás. Esta situación produce que muy a su pesar, el instructor ponga más atención a las primeras filas de alumnos que a las últimas. La solución pudiera ser delegar en los alumnos más avanzados las labores de enseñanza de los principiantes, siendo esta idea doblemente válida. Por un lado, motivaríamos aún más a los más avanzados con esta nueva responsabilidad y por otra, los novatos podrán expresarse con más relajación con sus compañeros que con el instructor.

Se da el caso curioso de que las personas más necesitadas de acudir a un gimnasio son las que primero abandonan, por el esfuerzo que esto les supone dadas sus escasas cualidades para realizar los ejercicios. El tímido, el indisciplinado, el vago, o el que acude sin demasiado interés, son las personas que más atención necesitan para que no abandonen enseguida.

La misión de un instructor debe ir mucho más allá de la demostración de lo que él sabe, ya que principalmente debe procurar que el tiempo que sus alumnos permanezcan en su clase ha de ser un tiempo feliz y relajante. Nunca debe añadir una tensión más a su ya complicada vida.

LECCIÓN 8

PREVENCIÓN Y TRATAMIENTO DE LAS LESIONES DEPORTIVAS

La práctica de deportes entraña determinados riesgos que son más o menos acentuados según el deporte de que se trate y dependiendo de la intensidad del mismo. Deportes violentos como el boxeo, sin duda proporcionaran muchas más lesiones que la natación y que el tenis y estos dos muchos menos que el fútbol o el balonmano, deportes de grupo en los que se hace necesario el contacto físico.

También dentro del mismo deporte no es igual la intensidad con la que se practica. Así tenemos las variadas y continuas lesiones que aquejan a los ciclistas, futbolistas o atletas profesionales y que en el caso de simples aficionados a estos deportes, la gama de lesiones queda considerablemente reducida. Por ello cuando a continuación hablemos de los problemas que conlleva la actividad deportiva, diferenciaremos las lesiones en tres grupos: COMUNES, DE PROFESIONALES Y DE AFICIONADOS, aplicando este último término al deportista ocasional o de fin de semana.

Todo instructor, e incluso el mismo practicante, tienen la necesidad imperiosa de saber lo suficiente sobre lesiones deportivas, si quiere que las pequeñas o grandes complicaciones que aparecen durante la práctica de un deporte no se conviertan en lesiones irreversibles.

Con demasiada frecuencia vemos a deportistas lesionados durante el entrenamiento y que son sometidos a manipulaciones erróneas por los instructores, unas veces para buscar el origen de la lesión y otras en un intento de ayudar al alumno.

Una regla básica para ayudar en una lesión es no provocar más dolor del que ya se tiene.

Por el contrario, todo aquello que contribuya a mitigar las molestias en principio puede ser beneficioso. También y esto es muy importante, no se crea que con llevarle a un médico el problema ya está resuelto; con esto lo único que conseguimos es quitarnos la responsabilidad de encima y cargársela al facultativo, quien muchas veces por falta de pericia y otras porque el lesionado llega demasiado tarde, no contribuye en gran medida a mejorar al deportista.

Nuestra finalidad es dar unas pautas generales para evitar que una lesión leve se convierta en algo irreversible.

PROBLEMAS QUE SE PRESENTAN EN LA PRACTICA DE LOS DEPORTES

Calambres

Por algún sitio teníamos que empezar. Esta es la más habitual de todas las lesiones que iremos enumerando. Podemos afirmar que el 100 por 100 de los deportistas profesionales y no profesionales la ha padecido en alguna ocasión.

Es una contracción involuntaria de un músculo que nos produce un dolor agudo pasajero. Se localiza fácilmente palpando la zona afectada en la que notaremos claramente los músculos contraídos por la extremada dureza de éstos. No hará falta dar muchos más detalles, pues a todos nos viene a la memoria las veces en que la pantorrilla – sobre todo -, el muslo, la mano o el pie, se nos ha quedado agarrotado mientras hacíamos un determinado esfuerzo, e incluso cuando escribimos – es el caso de la mano en épocas frías – o cuando dormimos.

Este espasmo muscular tiene diversas causas que lo pueden motivar. Las más comunes son el frío, el esfuerzo físico excesivo y descontrolado y la deshidratación que ocasiona el sudor.

La vitamina B-1, los alimentos ricos en hidratos de carbono, las patatas, la fruta, la miel o el arroz, tomados antes o durante los ejercicios ayudarán a producir la energía que necesiten los músculos para trabajar y dificultarán notablemente la aparición de calambres.

Si éste se produce, no se debe forzar nunca la contractura. Al contrario, conviene reposar algunos minutos mientras aplicamos calor y un suave masaje.

Pero sobre todo, en ejercicios y pruebas de fondo como largas carreras ciclistas, la marcha o la maratón, se debe tomar algún preparado de azúcar natural que evite el descenso brusco de ésta en la sangre (hipoglucemia) que nos llevaría a sufrir calambre y desmayos.

Nadie puede sentirse a salvo de sufrir un calambre y por ello los incluimos dentro del grupo de problemas comunes puesto que puede venirnos por ejercicios o esfuerzos a los que no estemos acostumbrados o por el excesivo trabajo de otros. Este ejemplo lo tenemos en los calambres que suelen padecer los ciclistas en las pantorrillas o los que sufren en las manos los guitarristas y pianistas.

Las ampollas

Las incluiríamos igualmente en el grupo de problemas comunes de no ser porque los deportistas profesionales saben qué precauciones tomar para evitarlas. Si no fuera por ello y se enfrentasen con el ejercicio diario con el desconocimiento que lo hace un aficionado, perderían muchas horas en tratar estas pequeñas lesiones.

Aunque su aparición puede verse a muy variadas causas, sólo mencionaremos aquí las que interesan que son las que se derivan de la práctica del deporte.

Creo que todos hemos tenido estas ampollas al poco tiempo de haber estrenado unos zapatos. Siendo pequeños es mucho más frecuente que de adultos, puesto que a una mayor fragilidad de la piel de los niños se une el que no se dan cuenta de que el calzado que les hemos comprado les aprieta demasiado.

La fricción del material nuevo y aún no flexible, contra la piel del pie, especialmente detrás del talón donde mayor es el roce y mayor también la dureza del calzado, es una de sus causas.

También al iniciar ejercicios en los que debemos trabajar empleando las manos, con aparatos u objetos – principalmente de madera -, por ejemplo en cualquiera de los deportes de remo, o un simple paseo en barca. La fricción que ejercemos sobre el mango del remo nos produce en un corto espacio de tiempo una dolorosa irritación que más tarde se transformará en ampolla.

Las medidas preventivas que se deben emplear seguramente las han oído a sus abuelos puesto que las ampollas no son un "invento" moderno. Sin embargo, no deben ignorarse puesto que además de impedirle temporalmente el ejercicio por el dolor que causan, pueden infectarse y si no se guarda una higiene correcta podrían dejar señales difíciles de desaparecer.

No las tome a broma y siga estos consejos que probablemente evitarán su aparición:

-        Provéase de calzado flexible, adecuado a la medida de su pie. Los muy grandes hacen que el pie baile en su interior y los pequeños oprimen. En ambos casos se favorece la aparición de ampollas.
-        Si el calzado es nuevo procure no extender demasiado la caminata hasta que con el uso, el zapato o zapatilla se amolde a su pie.
-        Los calcetines deben llevarse estirados. Evite los que por defecto o desgaste del elástico no se sujetan a la pantorrilla. Cualquier pliegue de ellos dentro del calzado será una ampolla segura.
-        Si tiene que prolongar el ejercicio, lave y refresque los pies durante el mismo. La sudoración ablanda la piel y la prepara para producir las ampollas.

- Cuando el tipo de deporte exija calzado rígido, como el montañismo o el esquí, póngase calcetines gruesos que protejan la piel del duro cuero.

Con todo esto, si las ampollas se producen, no deben pincharse a menos que por su excesivo tamaño o porque produzcan dolor, se haga aconsejable. Esto debe realizarse esterilizando una aguja al fuego, desinfectar la zona con alcohol y una vez vaciado el líquido, proteger con una gasa estéril que evitará se infecte. La aplicación de miel o própolis acelerará la curación total, la cual no será más larga de una semana y por lo general curan solas en cuanto se elimina el rozamiento que las produjo.

Si su deporte no es remo pero desea quedar bien delante de su compañera a la que ha invitado a un romántico paseo en barca, no se fíe ni sea atolondrado. Provéase de un par de guantes que deberá ponerse cuando use los remos. No se crea Superman y no pretenda hacer exhibiciones de velocidad o resistencia. Descanse a ratos, refresque sus manos y si es posible, túrnese con su acompañante. Si a pesar de nuestros consejos, no nos hace caso, no se sorprenda cuando a las pocas horas deba evitar cualquier apretón efusivo por las ampollas que verá aparecer en sus manos.

La rotura fibrilar
Es una lesión frecuente en los deportistas profesionales que sufren traumatismos repetidos o que realizan contracciones musculares bruscas. Halterofilia, fútbol, artes marciales, etc., predisponen a sus practicantes a padecer roturas fibrilares.
La rotura de la fibra muscular se produce mientras se contraen los músculos violentamente y al mismo tiempo se opone a ellos una fuerte resistencia. Hay músculos que se ven más afectados que otros, caso de los bíceps, los situados en la pantorrilla, los cuádriceps del muslo y los del abdomen.
Cuando se produce la rotura puede llegar incluso a oírse ésta; sobreviene un dolor súbito e intenso y nos es imposible hacer

movimiento alguno con el músculo dañado. Si la rotura ha alcanzado a los vasos sanguíneos se formará el clásico "cardenal" o "moretón".

Aunque nunca estemos libres de tener estas lesiones, hay algunas normas que siguiéndolas reducen y alejan la posibilidad de padecerlas:

En primer lugar y sistemáticamente hay que someter a los músculos a una puesta en marcha progresiva a partir del precalentamiento. ¡Nunca comience un partido de fútbol o intente levantar grandes pesos sin antes correr relajadamente, estirar los músculos y flexionar las articulaciones! ¿Les parece trivial este consejo? Lesiones graves y duraderas se podrían haber evitado siguiéndolo.

Si has estado algún tiempo separado del deporte – vacaciones, estudios, lesiones, etc. – la vuelta al mismo ha de hacerse igualmente de forma progresiva. No puede exigirse en los primeros días de práctica o entrenamiento las mismas marcas y resultados que cuando lleva una actividad regular. Es sabido por muchos deportistas profesionales el desengaño y vuelta a empezar que les ha supuesto una incompleta cura por volver al deporte activo antes de tiempo, bien por intereses personales o de equipo. En algunas ocasiones el forzar antes de lo debido la vuelta a la gran competición ha terminado por dejar lesiones irreversibles.

Pero vayamos al caso de que se produzca una rotura fibrilar. En primer lugar hay que inmovilizar la zona afectada y aplicar hielo para reducir el hematoma que se formará por la posible rotura de vasos sanguíneos.

El tratamiento consiste en la inmovilización del músculo aproximadamente durante 12 días. Luego la puesta en activo mediante leves ejercicios, progresivos en intensidad y duración; fisioterapia, masaje y calor. Si la rotura ha sido completa y afecta a la envoltura de la fibrilla seguramente tendrán que intervenirle quirúrgicamente para unir los extremos dañados mediante sutura. En este caso se suele enyesar el miembro dañado para facilitar la cicatrización aunque se debe procurar tener el yeso el menor tiempo posible, pues esta total inmovilización durante largos períodos trae consigo bastantes problemas de recuperación de la elasticidad de los músculos y articulaciones. Las cataplasmas de arcilla acortarán la recuperación.

Debe acortarse al máximo el tiempo de estar escayolado, sobre todo si se escayola la articulación del codo. Esta puede perder gran parte de su elasticidad.

Taquicardia

La taquicardia es por definición el sobrepasar el ritmo cardiaco del nivel de 100 pulsaciones por minuto.

Aunque sus causas son múltiples nos centraremos en las que conciernan a la práctica deportiva.

La taquicardia que proviene de un esfuerzo físico suele darse en los deportistas no habituales, aunque hay profesionales que tienen con mayor o menor frecuencia crisis pasajeras. Desde luego cuando sobrevienen continuamente hay que hacerse unos controles y análisis que nos informen de su origen. Puede producirse en la aurícula derecha - inusual – o fuera de ellas – paroxística -. La primera no sobrepasa los 150 latidos por minuto mientras que la segunda puede sobrepasar los 200 ó 210.

La taquicardia originada por un fuerte ejercicio es la sinusal y no suele tener gravedad. El corazón aumenta su ritmo cardiaco para atender la petición de oxígeno y energía que los músculos exigen para continuar su esfuerzo. Si la persona que la padece no sufre otras alteraciones cardiacas o respiratorias, sus latidos no sobrepasarán la frecuencia de 150 por minuto y volverán a su ritmo normal a los pocos minutos de finalizar el esfuerzo.

Si la crisis cardiaca es intensa y no cede puede acudirse a ciertas prácticas que pueden hacerla finalizar. Masaje en el cuello o ligera presión en los globos oculares, aunque estas maniobras en pacientes con alguna afección de corazón y llevadas a las prácticas por personas inexpertas podrían producir un paro cardíaco.

¡Cuidado, usted si no es un experto puede producir un paro cardíaco!

Puede intentar evitar un aumento excesivo de un ritmo cardíaco durante el ejercicio intenso, tomando algunas cantidades de azúcar natural (zumos de uvas, dátiles).
Le dará resultado si su alteración la produce un descenso en la glucosa sanguínea (hipoglucemia) producida por el ejercicio. Esto hace que los músculos consuman glucosa con mayor rapidez y el organismo acuda a sus reservas dejándolas en niveles mínimos que ha de reponerse.
Aunque parezca obvio debemos indicarle:
Si quiere practicar algún deporte y observa con relativa frecuencia que tiene alteraciones rítmicas del pulso cardiaco, no se preocupe, pues lo más normal es que no sea nada importante, pero para que el diagnóstico sea correcto es preciso que se haga un electrocardiograma indicando al médico que sus problemas se le producen al hacer ejercicio. Así, en el caso de que durante la exploración en actitud pasiva no le encuentre nada anormal, podrá someterle a la "prueba de esfuerzo" que no es ni más ni menos que chequearle cuando su organismo está en pleno esfuerzo físico. Las infusiones de Espino Blanco son de una eficacia absoluta en las taquicardias.

Pie de atleta
Esta no es una afección producida por la práctica deportiva pero como quiera que se da con mayor frecuencia en los deportistas, he creído oportuno hacer una breve descripción de la misma para que puedan evitarla o corregirla quienes ya la padecen.
Es una infección causada por hongos y que suele contagiarse en los vestuarios, duchas y saunas.

Produce lesiones en los pliegues de los dedos y las plantas de los pies. También picor más o menos intenso, llagas, mal olor en la sudoración y en ocasiones ampollas y deformaciones en la uña del dedo gordo. La humedad y el calor facilitan su aparición y son bastante contagiosos.

Como medidas preventivas recomendamos utilizar nuestra propia toalla y no compartir la de otros compañeros, ir a las duchas con calzado de goma y una higiene cuidadosa de los pies. Estas normas deben seguirse tanto si se padece ya esa enfermedad o sin padecerla si se encuentra usted utilizando instalaciones deportivas.
En caso de sufrir contagio deben utilizarse productos fungicidas en los pies, zapatos y calcetines hasta pasados varios días de su curación, además de extremar la higiene y ventilación de los pies.

Tendinitis
Aquí tenemos otro de los problemas que suele presentarse a los deportistas aficionados que se someten a ejercicios intensos después de períodos de inactividad y sin el debido precalentamiento muscular.
¿Qué nos repetimos? ¡Efectivamente! Nunca se concederá toda la importancia que tiene el progresivo trabajo de los músculos antes de ponerlos a pleno rendimiento.
El precalentamiento: nuestro mejor aliado para evitar múltiples lesiones.

La tendinitis tiene diversos orígenes: colesterol, sífilis, artritis, etc. Aquí trataremos la que es ocasionada por un mal planteamiento deportivo.
La inflamación de los tendones produce la mayoría de las veces otra inflamación de su envoltura sinovial. Esta inflamación se manifiesta con enrojecimientos de la piel que lo recubra. El dolor y la tumefacción impiden los movimientos del miembro y

puede sentirse muchas veces un leve roce al friccionar el tendón hinchado con la vaina sinovial que lo reviste.

Sobrevienen por la excesiva actividad a que sometemos a los tendones no acostumbrados por estiramientos que pretendiendo darnos elasticidad, producen deterioros en los tendones que no han sido entrenados progresivamente para lograr una mayor agilidad.

Si visitamos un gimnasio y nos invitan a probar las instalaciones, seguramente nos gustará comprobar nuestra fuerza muscular y rápidamente iniciaremos ejercicios de levantamiento de pesas. Como es natural, queremos quedar lo mejor posible, incluso con nosotros mismos, y realizaremos esfuerzos excesivos y de mayor duración de lo que por nuestra falta de entrenamiento sería aconsejable. Resultado: en menos de 24 horas tendremos un agudo dolor al doblar el brazo, en el hombro o junto al codo. Diagnostico: tendinitis.

Bien, vayamos ahora con las medidas preventivas.

Deben cuidarse y tratarse especialmente todo los síntomas de enfermedades reumáticas, ya que estas suelen afectar a los tendones. En la práctica deportiva conviene ponerse algún tipo de protección externa, en las zonas donde los miembros pueden verse afectados por esta lesión. –las piernas en los futbolistas, el antebrazo en balonmano y tenis, etc-.

Aunque nos repitamos nunca será suficiente, realice ejercicios de precalentamiento y si no está acostumbrado no pretenda comerse el mundo en los primeros días. Inicie metódicamente un ligero ascenso tanto en duración como en intensidad de los ejercicios. Pueden decirnos que estamos utilizando el precalentamiento como el antiguo remedio de los ajos y las cebollas – servían para curarlo todo – pero en el caso de las lesiones producidas por la práctica del deporte hay algo seguro. Si no acostumbras LENTAMENTE a tu cuerpo a soportar el esfuerzo que le vas a pedir, se revelará contra ti.

Como tratamiento podemos indicar que es obligatorio el reposo de los tendones lesionados, no realizando movimientos que nos produzcan dolor. Puede aplicarse compresas de Consuelda y Árnica que le aliviarán y algún antiinflamatorio que colabore a una rápida mejoría.

Antes de dejar la tendinitis conviene que sepan que ésta también puede originarse por traumatismos repetidos y por heridas infectadas.

Los golpes pequeños pero confusos provocan un dolor progresivo cuando se trate de mover la zona afectada. Los trabajadores de mármol al manejar el cincel, las mecanógrafas de antaño que tecleaban durante horas la máquina, realmente duras al tacto, o cuando con unas tijeras no adecuadas pretendemos cortar materiales muy duros, son ejemplos que ilustrarán esto último. Reposo y algún antiinflamatorio le devolverán la tranquilidad en pocos días. Si la lesión persiste será necesario colocar una férula que inmovilice adecuadamente la zona.

Cuando la tendinitis venga provocada por una herida infectada, desaparecerá tratando convenientemente ésta con algún antiséptico; solamente en caso de que supure excesivamente habría que recurrir al cirujano, o a la aplicación de cataplasmas de arcilla o bardana.

Pequeños golpes repetidos pueden provocarnos una tendinitis.

Esguinces

Otra palabra que no es posible deshacer del diccionario del deportista.

En algunos momentos tengo la duda de que a medida que escribo, cada nuevo problema abordado es más frecuente que el anterior. ¿Quién es capaz de afirmar que nunca ha padecido un esguince?

Esta lesión de ligamentos se produce con mayor frecuencia en las extremidades inferiores y afecta por igual a todos los niveles de practicantes del deporte. A los profesionales por su mayor esfuerzo, intensidad y tiempo empleado; a los aficionados por su menor preparación muscular.

El esguince se produce por una distensión o estiramiento excesivo de los ligamentos que origina la rotura de estos, o la fractura del hueso en su extremo junto al ligamento afectado. Dependiendo de su gravedad, puede requerir un atento proceso de recuperación que permita reanudar el normal funcionamiento de la parte interesada sin sentir molestias, pues éstas desaconsejarán la práctica deportiva brusca o intensa.

La prevención del esguince es similar a otras ya descritas.

Entrenamiento y fortalecimiento de los músculos de las articulaciones que más forcemos habitualmente. Precalentamiento suave antes de comenzar cualquier esfuerzo intenso y utilizar muñequeras o rodilleras.

Los tratamientos que podemos recomendar tampoco son muy variados. Reposo total de la articulación, manteniendo relajados los ligamentos dañados. Para favorecer la posterior evolución de la lesión, aplicaremos inmediatamente compresas frías en la zona dañada que repriman la hemorragia interna que seguramente se producirá. Un tratamiento de infrarrojos o ultrasonidos reducirá considerablemente el tiempo de convalecencia y puede solucionar muchas lesiones difíciles y persistentes. Sólo recurrir a la escayola en último extremo. Un buen vendaje sustituye con claras ventajas a ésta puesto que al permitir un mínimo movimiento, la articulación recuperará más fácilmente sus funciones una vez solucionado el problema. De cualquier manera, en esguinces importantes y a pesar de que conlleva una larga recuperación, se hace necesario el yeso para conseguir la inmovilización adecuada.

En las soluciones que he dado en todas las lesiones me he ocupado de los métodos tradicionales, pero para los amigos del naturismo he de decir que puede acelerar su curación mediante la utilización de la arcilla, ya sea ingerida o en cataplasmas.

Abrasiones

Son aquellas que se producen en las capas superficiales de la piel, las cuales suelen ser originadas por suelos, clavos, maderas, rozamientos y golpes con los guantes y materiales de protección. El tratamiento es muy sencillo y consiste básicamente en lavar la piel suficientemente con un jabón muy suave, desinfectarla superficialmente con algún antiséptico tipo mercromina, o con la multitud de preparados naturales que existen en forma de extracto, como es el caso del própolis, bardana, malva, tomillo, etc. Personalmente prefiero siempre los extractos de plantas, ya que además de impedir la infección regeneran los tejidos.

Si hay que vendar y queremos impedir que se pegue la venda, bastará untar previamente la piel con aceite de oliva ligeramente.

Laceraciones

Son las llamadas heridas limpias, las cuales cortan los tejidos en buen sentido y la coagulación de la sangre se realiza con facilidad.

Las soluciones caseras que se pueden intentar abarcan desde poner un simple papel de fumar en la pequeña herida, hasta utilizar polvo de arcilla, la cual coagula la sangre y evita la infección.

Torceduras

Consiste en el estiramiento de un ligamento provocado cuando se lleva a una articulación al límite de su posición. El dolor suele ser leve, al igual que la inflamación, y la movilidad articular está limitada.

Se impone un reposo corto de apenas 24 horas y quizá un vendaje ligero o con cinta elástica procurando que no esté apretado.

Poner la pierna en alto siempre ayuda a reducir la inflamación lo mismo que aplicar frío.

Cuando la torcedura sea tan fuerte que nos haga sospechar una rotura, se hará necesaria la inmovilización al menos durante dos días. Posteriormente, y al igual que en toda inmovilización, se deberán buscar soluciones para que los tejidos no entren en atrofia por falta de movimiento. En una persona que depende básicamente de su capacidad deportiva hay que ser muy cautos en no prolongar demasiado el reposo, tan perjudicial como la reanudación incorrecta del movimiento.

Rotura ligamentosa

Quizá se haga necesaria una sutura rápidamente, aunque personalmente no me gusta la idea de entrar en un quirófano y prefiero intentar otras soluciones, como son la inmovilización de la parte afectada, quitando el vendaje periódicamente para aplicar cataplasmas de arcilla con 20 gotas de Sinfitum.

La curación suele realizarse a partir de los siete días, pero los tejidos necesitarán al menos tres meses para recuperar su función normal. Mientras persista el dolor el entrenamiento se limitará a lo esencial, pero procurando no poner en acción la parte afectada.

Lesiones en los músculos

Los músculos más frecuentes afectados son el bíceps femoral, el cuádriceps, el sartorio, el ileopsas y el abductor largo.

El problema es que las fibras musculares no se regeneran y suelen ser sustituidas por tejido no elástico, más duro que el anterior, prueba de la buena función de la naturaleza que refuerza aquellas partes más sensibles a una nueva rotura.

En las lesiones musculares con desgarramiento no se deben aplicar masajes, ni estiramientos en las primeras fases, aunque son imprescindibles cuando el nuevo tejido está casi formado, ya que de no actuar pronto la elasticidad de esa zona estará muy disminuida.

Con el fin de evitar adherencias, formación de hematomas, quistes o tejido óseo, son útiles las aplicaciones locales y generales de Jalea Real y selenio orgánico. Suaves masajes con aceite de germen de trigo, siempre realizados en el mismo sentido que las fibras musculares, ayudarán bastante a disolver los tejidos inútiles.

LESIONES EN LA CABEZA

Denominamos así a las lesiones de los huesos craneales. Pueden ser simples, compuestas, lineales o deprimidas.

Todas las lesiones deben ser consideradas con igual seriedad, ya que siempre existe el peligro de que algún trocito de hueso penetre en el cerebro o las meninges.

La palpación suave, el examen del fondo de ojo y por supuesto las radiografías son imprescindibles para evaluar la importancia de la lesión.

Uno ojo amoratado después de una lesión de cabeza, sin que el ojo haya sido dañado, es un mal pronóstico y puede indicar fractura craneal.

Lo mismo se puede decir de la hemorragia en los oídos, la cual puede indicar una fractura de la fosa media. La inflamación de la nuca también deberá ser objeto de atención esmerada.

Si existe pérdida de conciencia, aunque sea momentánea, se debería abandonar el escenario deportivo, lo mismo si el deportista acusa confusión, irritabilidad, dolores de cabeza, respiración irregular, pulso rápido o parálisis de algún miembro.

No hay que confundirse con un deportista que parezca que recupera plenamente la conciencia y los reflejos, y habrá que estar muy pendiente durante los cambios que se produzcan en los primeros minutos, suspendiendo el entrenamiento o la competición si se observan éstos.

Lo inmediato es dejarle tendido en el suelo aunque esté consciente y allí se le analizará a fondo. Hay que preguntarle sobre sus datos personales, hacerle que mire a diferentes lugares, pedirle que mueva las diferentes partes del cuerpo sin brusquedad, que agarre objetos cercanos a sus ojos, etc.

Si el caso nos parece dudoso habrá que ingresarle en un centro hospitalario. Solamente cuando estemos seguros de la levedad le someteremos a tratamiento ambulatorio, el cual puede consistir en la administración de antiinflamatorios (el Harpagofito es lo mejor que tiene la medicina natural), protección vascular

(Brusco o Milenrama) y quizá Melisa y Sauce para aliviar el dolor.

LESIONES DE RODILLA

En los deportes, la articulación de la rodilla es con seguridad una de las estructuras más importantes del cuerpo. Proporciona una base flexible y móvil sobre la que el cuerpo puede moverse en varias direcciones diferentes y permite la máxima versatilidad en la habilidad de poner en acción movimientos de ataque y defensa.

La articulación de la rodilla es la más propensa a lesiones. Pero aunque las lesiones de rodilla se dan con mayor frecuencia en las artes marciales que en otros deportes importantes (salvo el fútbol), pueden resultar en una grave incapacitación que requiera una prolongada recuperación.

ANATOMÍA DE LA RODILLA

Esta articulación está formada por la parte inferior del fémur (hueso grande del muslo) y el extremo superior de la tibia (el mayor de los dos huesos que parten del tobillo a la rodilla). Los extremos de estos dos huesos están constituidos por superficies lisas de tejido conjuntivo y forman una articulación tipo bisagra que mantiene su conexión mediante fuertes ligamentos y músculos alrededor de la rodilla.

La rótula forma parte de la articulación y consiste en un casquete óseo situado en el tendón del músculo cuádriceps del muslo. Proporciona una cubierta protectora en la parte frontal de la rodilla. En el interior hay dos cartílagos semilunares, o circulares, sujetos a la parte posterior de la tibia.

Estos cartílagos proporcionan una superficie lisa para que el fémur se deslice sobre la tibia y además actúan como absorbentes del choque entre los dos huesos.

En la rodilla hay dos estructuras ligamentosas principales llamadas ligamentos cruzados que proporcionan estabilidad en todos los sentidos.
Alrededor de la superficie externa de la rodilla hay otros dos importantes ligamentos: el lateral interno, que presta estabilidad al interior de la rodilla y el lateral externo que lo hace al otro lado. Las lesiones en cualquiera de estas dos estructuras pueden resultar en varios grados de incapacidad.
Cuando se da una combinación de lesiones producidas en varios puntos de la rodilla a la vez, la incapacidad es compleja y requerirá una larga recuperación.

LAS LESIONES MÁS HABITUALES

Las lesiones de incapacidad más comunes se dan en el ligamento lateral exterior. En las actividades propias de determinados ejercicios, este ligamento se lesiona principalmente a causa de una fuerza aplicada en la parte exterior de la rodilla, estando plantado el pie correspondiente y el peso del cuerpo apoyado en el miembro en cuestión. La articulación de la rodilla se ve forzada hacia el interior y los ligamentos exteriores son estirados.
El grado de este estiramiento determina la gravedad de la lesión. Los estiramientos leves del ligamento interior lateral se denominan torceduras y no producen desgarramiento de los ligamentos. Estas lesiones generalmente causarán dolor moderado y rigidez.

Tratamiento
Este tipo de lesiones generalmente pueden tratarse con aplicación de hielo, quizá un vendaje elástico muy suave y unos días de poca actividad, a los que seguirán una rehabilitación con ejercicios de resistencia para devolverle a la rodilla un buen tono muscular. Las torceduras algo más pronunciadas requerirán generalmente el entablillamiento de la rodilla durante poco tiempo, aplicaciones de extracto de consuelda y compresas de

árnica e hipericón. Los ejercicios de rehabilitación con resistencia deberán comenzar tan pronto como el dolor, la hinchazón y la rigidez hayan desaparecido.

Los desgarramientos totales del ligamento interior, requieren la intervención quirúrgica para restaurar la estabilidad e integridad de la rodilla. Por lo general, cuando el ligamento lateral interior está totalmente desgarrado, implicará también al cartílago interior del menisco y al ligamento cruzado anterior, ya que estas tres estructuras están unidas funcional y anatómicamente.

CUANDO LA LESIÓN ES GRAVE

Al enfrentarse a las lesiones de rodilla graves, puede por lo común reconocerse su seriedad en el hecho de que se produce instantáneamente un dolor intenso, pronunciada sensación de inestabilidad, y pérdida de habilidad para sustentar todo el peso sobre la rodilla.

Cualquier lesión de rodilla que se sospeche de gravedad, debe ser examinada lo antes posible por un especialista en medicina deportiva.

Algunos síntomas que pueden ayudar al instructor a reconocer la gravedad de una lesión de este tipo incluyen la comprobación del dolor intenso producido inmediatamente después o durante una acción pasiva, tal como ser pateado en la región de la rodilla. El instructor debe preguntar también al practicante lesionado si notó una sensación de rotura o desgarramiento en la rodilla. Al examinar la articulación comprobará si se ha producido una hinchazón inmediata. También deberá preguntarle si hay sensación de inestabilidad o flojedad en la rodilla.

Otra lesión común, pero menos importante, es la lesión de los ligamentos laterales exteriores. Está generalmente es causada por una patada al interior de la rodilla estando el pie apoyado en el suelo. Esta lesión será reconocida por el hecho de que se experimenta un dolor instantáneo en la rodilla y sensación de ruptura o desgarramiento en el exterior de la articulación en el momento en que se produce la lesión. El tratamiento de las torceduras menores en los ligamentos requiere únicamente aplicación de hielo y un ligero reposo. Las inmovilizaciones prolongadas y los vendajes son casi siempre negativos para la restauración definitiva por lo que se evitarán en lo posible.

OTRAS LESIONES

En el interior de la rodilla hay dos estructuras importantes que son los ligamentos cruzados.

El ligamento anterior es más propenso a lesionarse que el posterior y puede ser dañado de formas diferentes. Una de las más comunes es cuando la rodilla se ve golpeada directamente desde el frente y el pie está firmemente apoyado en el suelo. Cuando esto sucede, el ligamento cruzado anterior se sobreextiende porque hay una fuerza directa sobre la parte anterior de la rodilla que presiona la pierna hacia atrás. Otra lesión en el ligamento cruzado anterior puede ocurrir cuando el pie está plantado y se produce una rotación excesiva de la rodilla y se ejerce máxima fuerza en dicha rotación. Cuando esto sucede, los ligamentos cruzados se sobreextienden y puede que se rompan en el interior de la rodilla. El ligamento posterior cruzado raramente se lesiona.

Las lesiones del cartílago de la rodilla son mucho más frecuentes y suelen ocurrir cuando se ejercen acciones rápidas de giro o torsión en la rodilla, así como por el hecho de dar patadas al aire con fuerza. Las lesiones en el cartílago interior ocurren cuando el pie está firmemente plantado en el suelo con la rodilla doblada y los muslos se giran hacia el centro del cuerpo con gran velocidad y fuerza. Este tipo de lesión hace que el cartílago se desgarre o se desprenda de su sujeción a lo largo de la parte superior de la tibia.

Las lesiones en el cartílago pueden reconocerse por el dolor inmediato seguido de hinchazón. Puede también haber una sensación de bloqueo en la rodilla, seguido de un bloqueo repentino cuando la articulación se gira.

Las lesiones en el cartílago suelen operarse con demasiada frecuencia, pero de hacerse así al cabo de los años la rodilla estará en peores condiciones que al principio. Esta solución es válida para deportistas profesionales en los cuales existe una vida deportiva muy corta y no les importa el retiro definitivo al cabo de cinco años, pero no tiene justificación en personas que desean hacer deporte de por vida.

TRATAMIENTOS NATURALES

En cualquier lesión de la rodilla los tratamientos naturales proporcionan resultados óptimos y las recuperaciones son más cortas y sólidas que con medicamentos.

Cuando se haga necesaria la inmovilización corta (tiempos largos producen atrofia muscular irreversibles), se utilizarán los vendajes con arcilla ya que así la regeneración es mayor. La arcilla hace que se eliminen por dispersión los tejidos destruidos o necrosados, mejora la oxigenación de la herida y posee un efecto marcado como regenerador de los tejidos y huesos dañados.

Entre las hierbas más eficaces tenemos la consuelda, la cual restaura prontamente los huesos rotos, así como los ligamentos, sin restarles posteriormente elasticidad.

Otras hierbas muy utilizadas son el Arnica (remedio insustituible para los hematomas), el hipericón (calma el dolor y mejora el riego sanguíneo) y el romero. Todas ellas aplicadas externamente, bien sean mezcladas con aceite de almendras dulces o en forma de compresas.

Para aplicarlas como masaje oleoso se sumergen las hierbas con el aceite y se dejan en reposo 5 días. Para las compresas se prepara una infusión que luego se cuela, y se aplica en paños fríos las primeras 48 horas y calientes los días posteriores.

Internamente se pueden tomar los oligoelementos de selenio, manganeso – cobre, y el sílice. El magnesio y la vitamina E también son de gran ayuda para la curación total.

En cuanto al dolor y la inflamación, la mejor hierba es el Harpagofiro, ésta carece de efectos secundarios y es muy eficaz. Se encuentra en los herbolarios en forma de comprimidos o en extracto.

Las curas de arcilla

El tratamiento por emplastes de arcilla es comúnmente empleado por los naturistas en todo tipo de lesiones articulares y musculares.

Consisten en aplicar emplastos fríos (entre 1 ó 2 centímetros de grosor) en aquellas lesiones que conlleven hinchazones, roturas de vasos sanguíneos y hemorragias. Los mismos emplastos, pero templados o calientes, cuando la lesión es dolorosa y han pasado ya varias horas desde el accidente.

En las lesiones con cortes o heridas, poner arcilla pulverizada y luego cubrirla con un emplasto. Las sustancias extrañas que pudieran haberse introducido en ellas serán absorbidas por la arcilla.

RECUERDE:

La mayor parte de las lesiones en el deportista no profesional surgen por iniciar bruscamente la sesión de ejercicios para los que nuestro organismo aún no ha tenido tiempo de prepararse. El precalentamiento evitará que tenga que aplicarse nuestros remedios curativos.

NUTRICIÓN DEPORTIVA

Adolfo Pérez Agustí

Monitor deportivo
Nutricionista
Cinturón negro

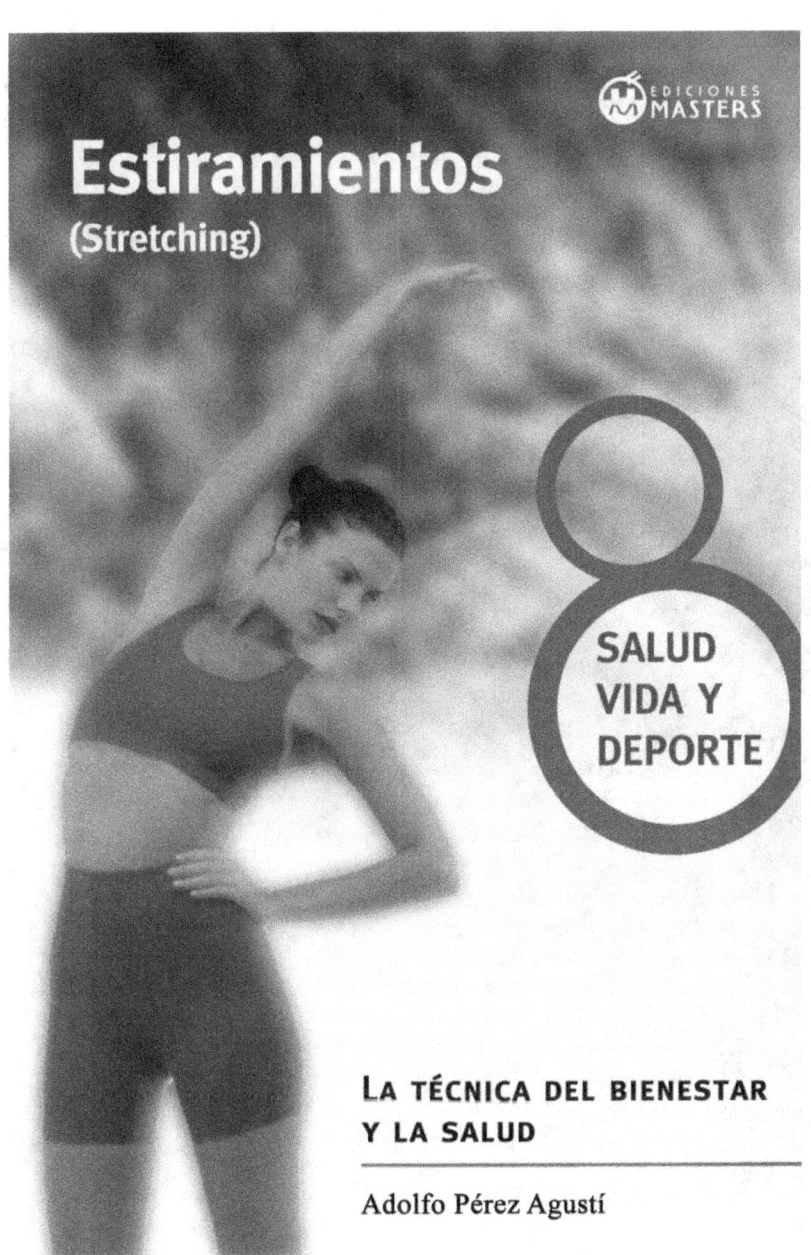

Estiramientos
(Stretching)

EDICIONES
MASTERS

8

SALUD
VIDA Y
DEPORTE

LA TÉCNICA DEL BIENESTAR
Y LA SALUD

Adolfo Pérez Agustí

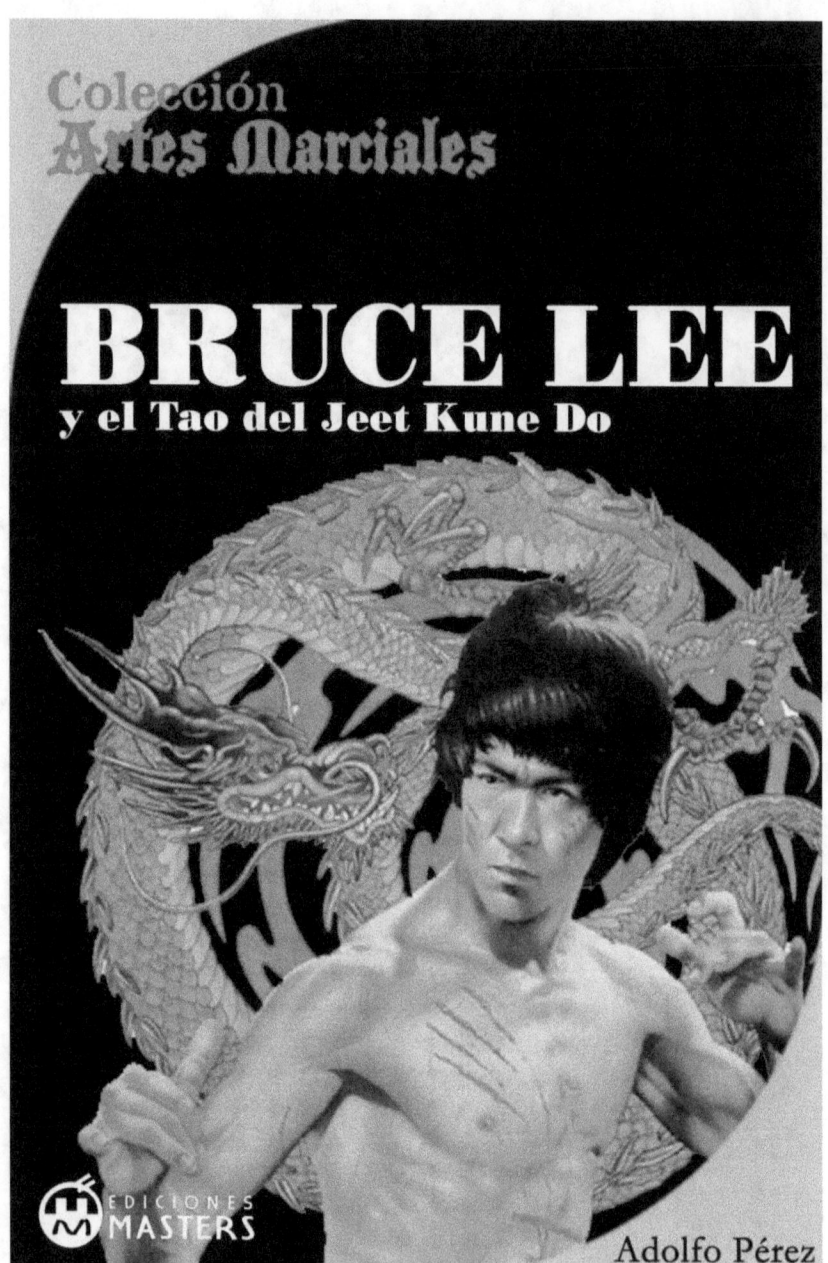

Colección
Artes Marciales

BRUCE LEE
y el Tao del Jeet Kune Do

EDICIONES
MASTERS

Adolfo Pérez

CINTURÓN NEGRO

en Artes Marciales

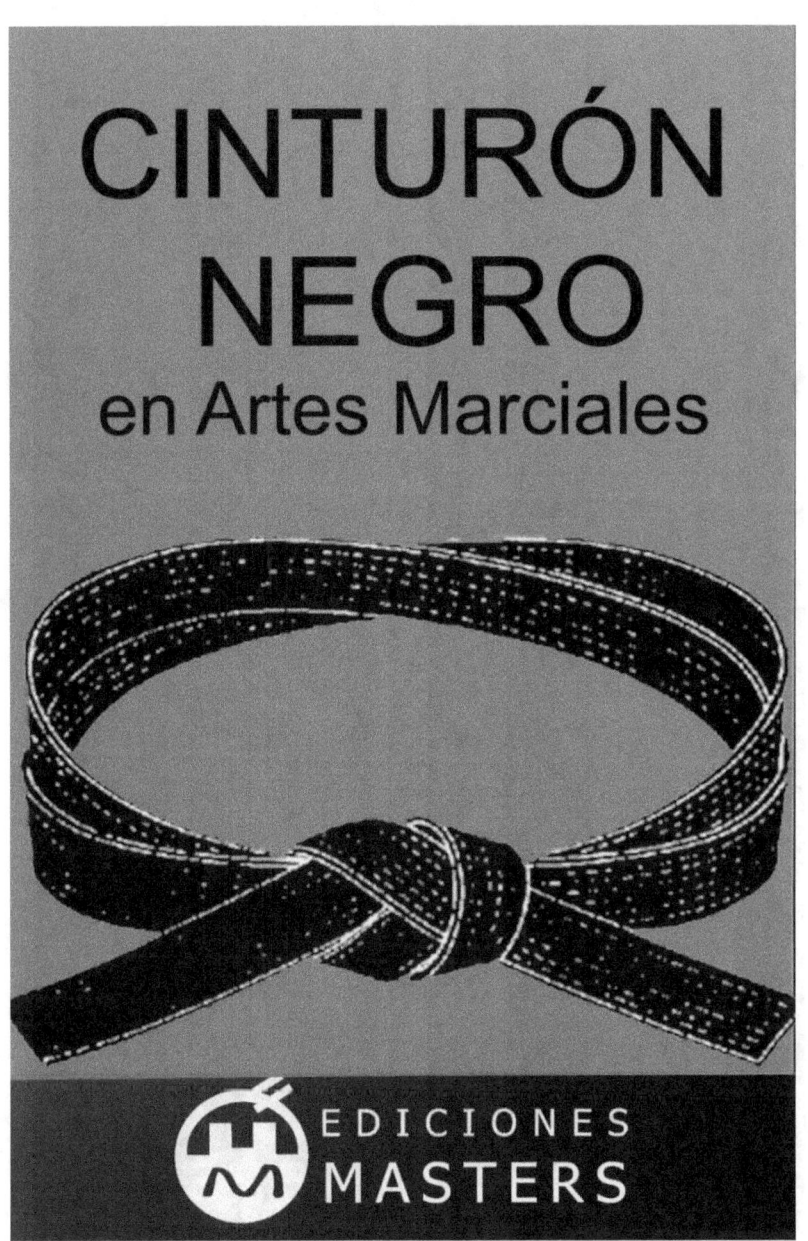

EDICIONES
MASTERS

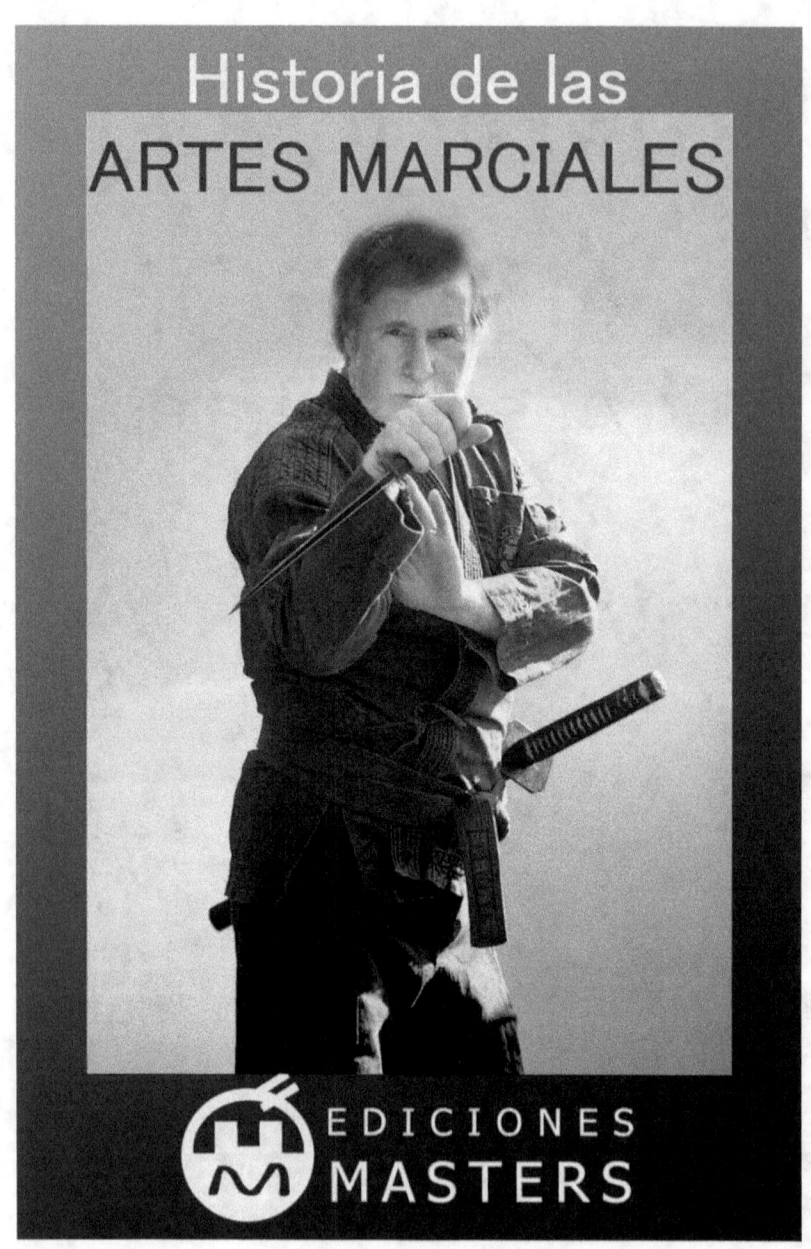

Historia de las
ARTES MARCIALES

EDICIONES MASTERS

KARATE

El arte de la mano vacía

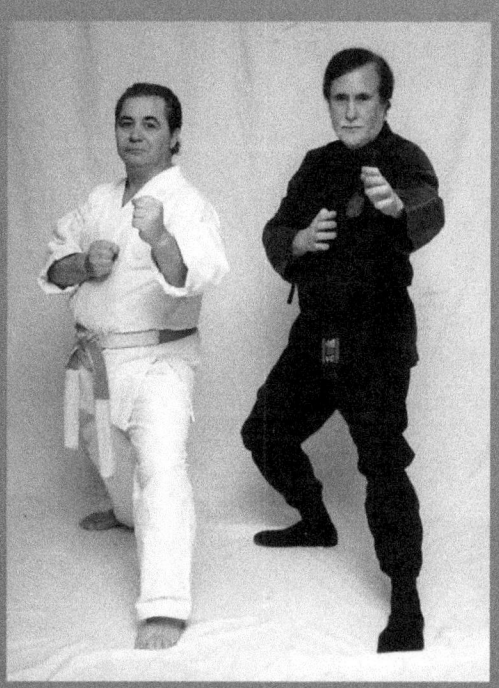

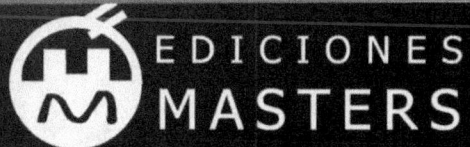

EDICIONES MASTERS